Santé & Bien-être

Dr Franz Wagner

L'ACUPRESSION DIGITALE

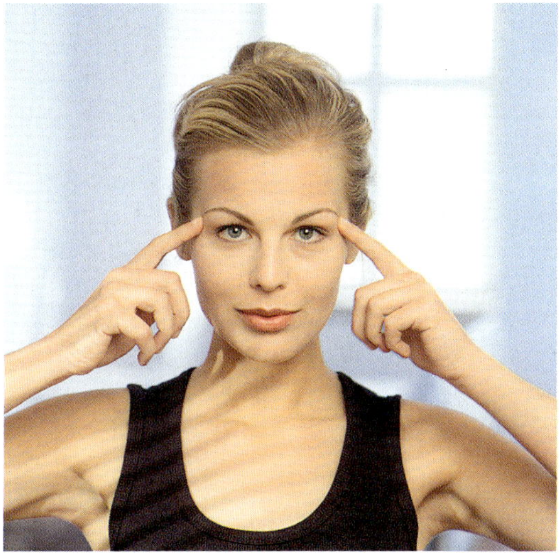

- Soigner les maux de tous les jours et soulager les douleurs par simple pression des doigts
- Retrouver énergie et calme intérieur en quelques minutes

VIGOT

Sommaire

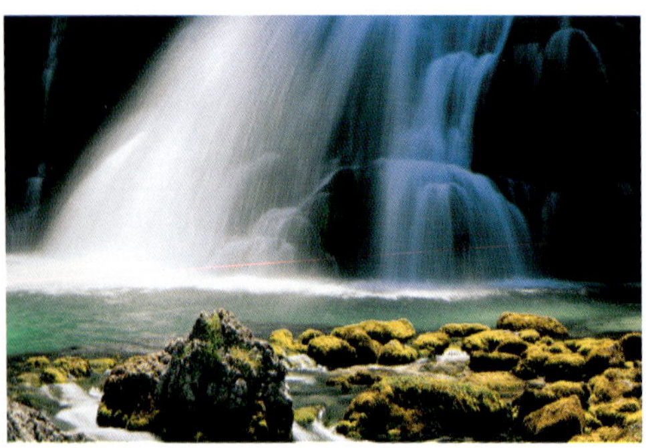

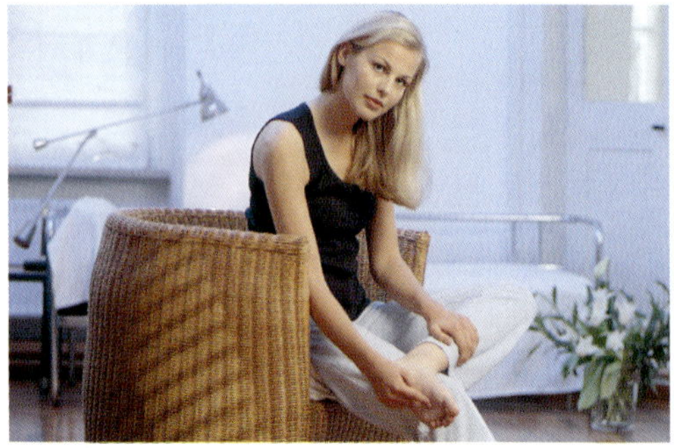

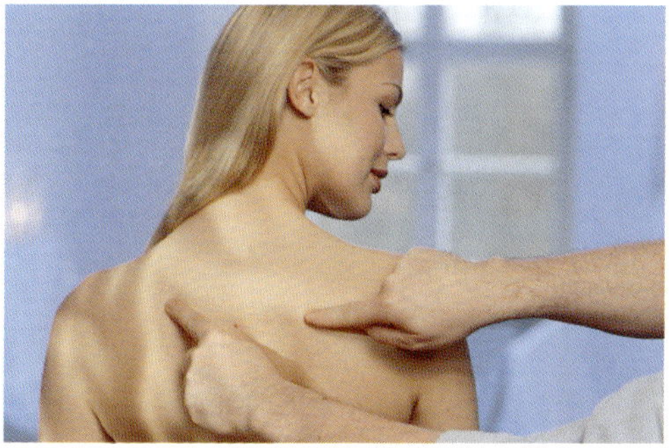

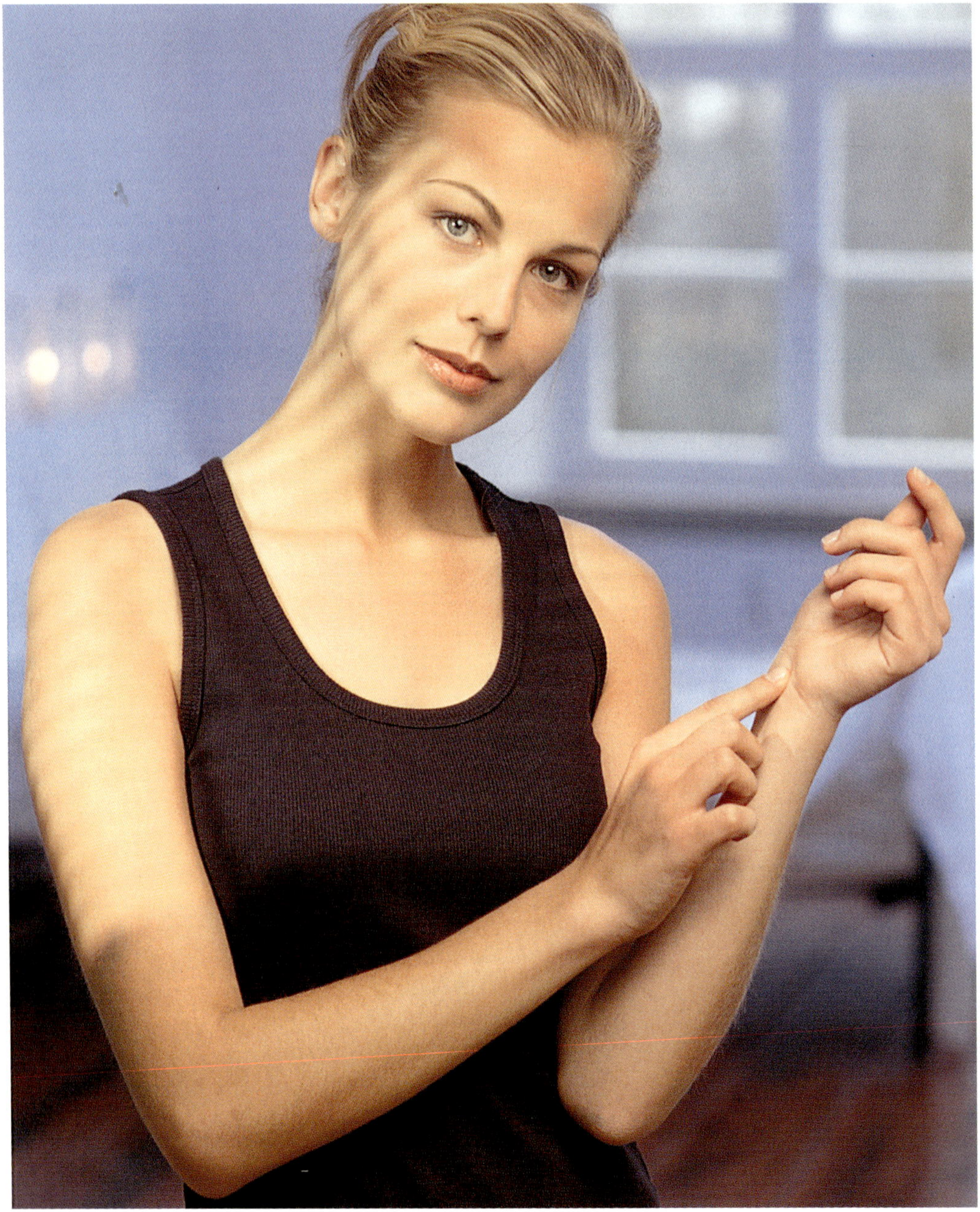

Avant-propos

Méthode thérapeutique naturelle comptant parmi les plus anciennes et les plus avérées, l'acupression digitale est issue des techniques de massage curatif utilisées en Chine depuis des millénaires. Comme son nom l'indique, elle consiste à se servir de ses doigts pour presser sur des points spécifiques. La médecine orientale repose sur une conception unitaire de l'homme, selon laquelle le corps, l'âme et l'esprit forment un tout indissociable. De ce fait, chaque problème touchant l'une de ces sphères est toujours envisagé dans son contexte global. Comment comprendre cela ? Nous faisons tous ce genre d'expérience : lorsque nous sommes fatigués nous avons besoin de dormir et lorsque nous débordons d'énergie nous éprouvons le besoin de nous remuer. Nous ne nous sentons véritablement bien que lorsque les forces qui sont en nous se trouvent dans un rapport équilibré. Si cet équilibre vient à se rompre, nous avons rapidement l'impression de ne plus être dans notre assiette et de couver quelque chose. Grâce à l'acupression, nous pouvons influer sur le flux de notre énergie vitale, remettre sur les rails les énergies déroutées et libérer les énergies bloquées. Le traitement porte donc moins sur les symptômes que sur les causes des diverses affections.

L'acupression digitale est à la portée de tout le monde. La réussite du traitement ne dépend nullement de connaissances médicales préalables et aucun effet secondaire nocif n'est à craindre. Cette méthode très économique est quasiment indolore, ne nécessite aucun matériel et peut être appliquée à n'importe quel moment et en toutes circonstances. Quand vous vous serez familiarisé avec l'emplacement et l'action des différents points importants, vous constaterez qu'un massage rapide suffit à soulager les troubles physiologiques dont vous souffrez. L'acupression digitale vous place d'emblée « entre vos propres mains » et vous voilà pleinement responsable de votre santé et de votre bien-être. Il n'est en outre pas rare que la pratique de l'acupression fasse naître un nouveau rapport au corps.

L'objet de ce manuel est de vous aider à prendre soin de vous au moyen de l'acupression digitale. Toutes les thérapeutiques naturelles auto-pratiquées réclament patience, pugnacité, esprit d'initiative et sens des responsabilités. En suivant les conseils et les indications contenus dans le présent ouvrage, vous trouverez dans l'acupression digitale un moyen efficace pour soulager naturellement troubles et douleurs de la vie de tous les jours.

Franz Wagner

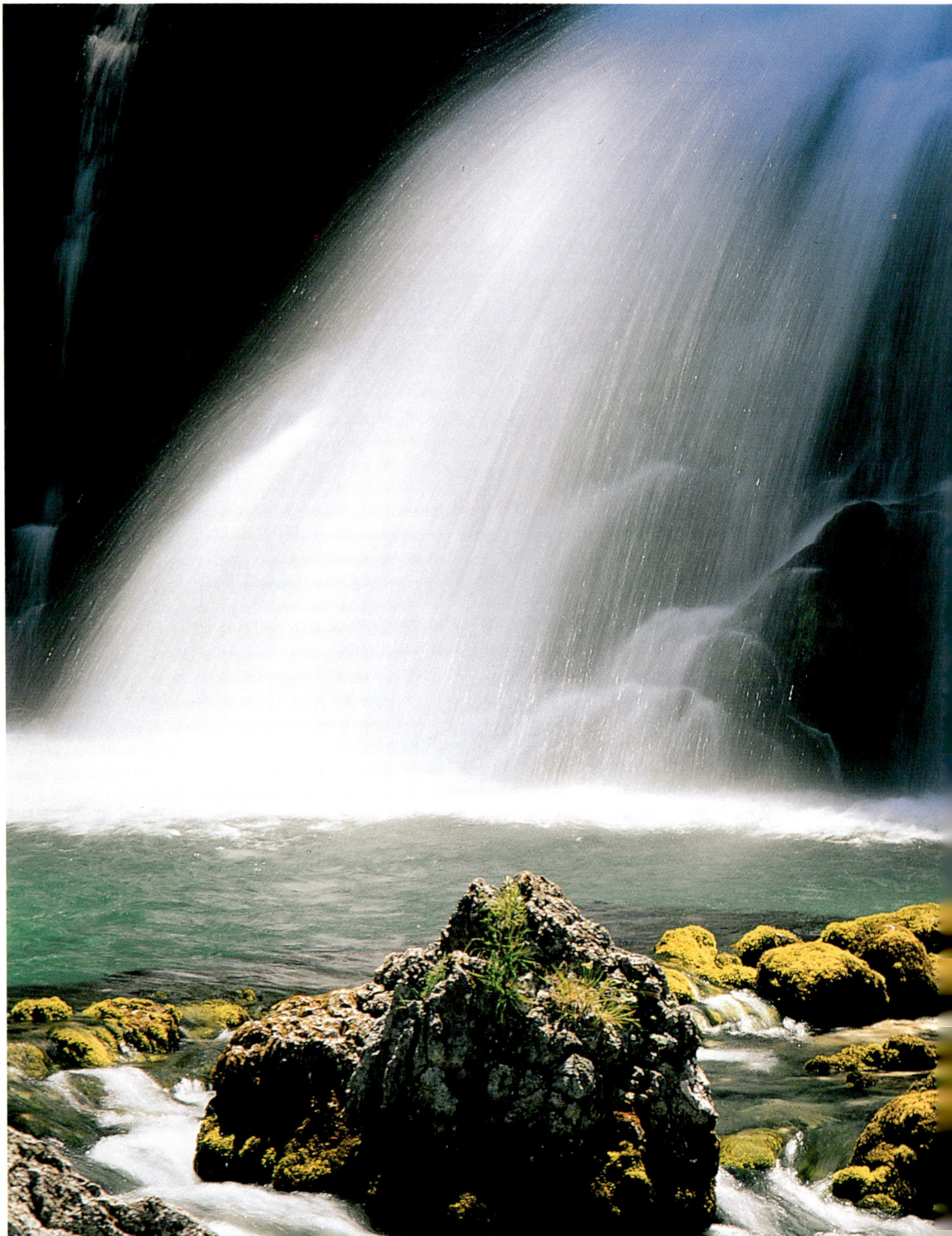

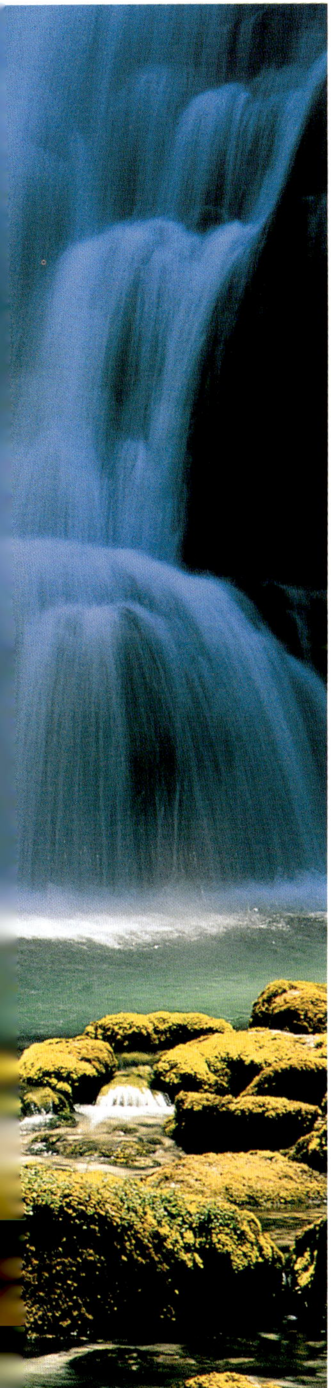

Stimuler le flux énergétique

Toutes les thérapeutiques naturelles partagent un même principe de base : l'individu y est envisagé comme un tout indissociable. Le diagnostic et le traitement reposent sur la prise en compte aussi bien de l'état de santé corporel du patient que de son état psychique. L'objectif est dans tous les cas de stimuler le flux énergétique tout en activant le système immunitaire. L'homme est plus qu'une simple machine qui aurait besoin d'être régulièrement révisée et réparée de temps en temps. Il est l'expression d'un extraordinaire complexe énergétique que nous avons coutume d'appeler « la vie ».

Médecine naturelle et holistique

En médecine, il n'y a pas de miracles. Si les résultats thérapeutiques dépassent souvent l'entendement humain et l'imagination, c'est que notre compréhension et notre connaissance scientifique des phénomènes vitaux sont encore à bien des égards lacunaires et incomplètes. Chaque nouvelle « énigme » nous apporte la preuve que nous avions sous-estimé jusque-là les possibilités de l'organisme et de ses forces vitales.

L'équilibre des forces

Le fait que nous sous-estimions si souvent notre organisme tient au fait que nous avons désappris à prêter attention aux différentes expressions de la vie et que nous ne cherchons plus à les saisir dans leur individualité. La vie s'exprime dans un langage simple pourvu qu'on soit capable de le décrypter.

Nous tous devrions réapprendre ce langage. La capacité de comprendre ce que nous dit notre corps vient progressivement, mais nécessite que nous soyons prêts à nous considérer nous-mêmes comme un tout unique et indissociable.

Une « nouvelle » conception de la santé

Nous retrouvons des principes de ce genre aux fondements mêmes de la médecine occidentale. Hippocrate, le célèbre médecin de l'Antiquité, définissait déjà la santé comme l'état qui résulte de l'équilibre des forces et la maladie comme l'état qui résulte de la rupture de cet équilibre. Guérir revenait dès lors à supprimer la cause du déséquilibre et à rétablir l'harmonie intérieure.

Stimuler la guérison spontanée

Le « médecin intérieur »

La nature elle-même, définie par Paracelse (1493-1541) comme le « médecin intérieur », est la plus grande pourvoyeuse de forces curatives. Toute guérison a des causes biologiques au sens le plus large du terme. Une fois libérées, les forces curatives sont capables de rétablir l'équilibre vital. Seulement, ces forces curatives sont souvent cachées, bloquées ou déroutées. Nous sommes alors incapables de les mobiliser et certaines personnes prennent même l'habitude de les contrecarrer. Ce n'est qu'en changeant la perception que nous avons de notre corps et de notre santé que nous pourrons réapprendre à stimuler et à activer nos forces curatives et immunitaires au lieu de les étouffer comme nous le faisons trop souvent.

Que veut dire santé, que veut dire maladie ?

Les processus vitaux font exploser le carcan des sciences

L'Occident a longtemps manqué des bases nécessaires pour comprendre les processus pathologiques et la façon de les traiter. Les explications d'ordre purement scientifique reposant sur des principes mécaniques, physiques et biochimiques sont incapables de rendre compte des phénomènes vitaux dans leur globalité. Pour comprendre les troubles, il importe en effet de connaître non seulement les réactions physico-chimiques se produisant dans le corps, mais également tout ce qui est de l'ordre de l'humain à proprement parler. L'approche exclusivement scientifique a réduit l'homme à ce qu'il est possible d'en percevoir matériellement. Très fructueuse pour tout ce qui touche les techniques, cette approche s'avère largement insuffisante lorsqu'il s'agit de la connaissance du vivant et notamment l'homme.

Accentuation de l'aspect matériel

Les méthodes holistiques ne peuvent pas être jugées selon les critères de scientificité en vigueur habituellement, critères d'ailleurs souvent contradictoires. L'homme en tant qu'objet d'étude fait nécessairement sauter le carcan des sciences, car l'unité que forment le corps, l'âme et l'esprit ne se mesure ni ne se prouve.

Pour une thérapeutique efficace : la connaissance de l'homme

Les nouvelles formes thérapeutiques impliquent une compréhension en profondeur et une modification de la conscience. Tout autant mode de pensée que mode d'action, elles doivent, pour être efficaces, reposer en premier lieu sur une connaissance globale de l'homme et après seulement sur des connaissances médicales spécifiques.

Les limites de la médecine

L'attitude critique vis-à-vis de la médecine est aussi vieille que la médecine elle-même. Elle a toutefois pris une tournure particulière ces dernières années : comme l'évolution sociale de manière générale, la médecine a atteint ses limites « naturelles ». La destruction de la nature frappe de plus en plus les esprits et cette terrible menace ne pèse pas seulement sur l'environnement, mais également sur la nature de l'homme lui-même : l'homme unitaire, l'homme en tant qu'unité vivante se disloque chaque jour un peu plus à mesure que la science progresse.

L'homme forme un tout

Les limites devant lesquelles nous nous trouvons à l'heure actuelle ne peuvent plus être repoussées. Pour avancer, il nous faut donc changer de position et élargir notre horizon. De nombreuses thérapeutiques dites alternatives parviennent à ce résultat en faisant appel à un fond conceptuel qui a fait ses preuves pendant des millénaires.

Traiter à l'aide de moyens naturels

La guérison ne doit pas représenter une contrainte physiologique supplémentaire. Les méthodes thérapeutiques naturelles tentent avant tout de sensibiliser le corps. Ce principe est universel et ne connaît pas de barrières socioculturelles. Toutes les entités sociales, toutes les tribus disposent de rituels permettant de créer autour de la personne malade un environnement favorable à sa guérison.

En harmonie avec la nature

La médecine holistique constitue un système ouvert reposant sur la conviction que nous devons vivre en harmonie avec la nature — dont nous sommes issus comme toutes les autres formes de vie — et que nous pouvons dans la grande majorité des cas nous soigner tout seul de façon efficace. Selon cette définition, l'acupression digitale peut être considérée comme une méthode thérapeutique naturelle. C'est une discipline empirique dont la pratique s'est toujours révélée efficace.

Les thérapeutiques naturelles reposent par ailleurs toutes sur quatre principes de base (voir encadré, page 11).

Les quatre principes de base de la médecine naturelle

- Le traitement doit être naturel, c'est-à-dire provoquer des réactions de l'organisme exclusivement au moyen de manipulations (manœuvres de massage) et de mesures thérapeutiques (administration de remèdes) naturelles.

- Le traitement ne doit pas abîmer : lorsque les indications et la posologie sont respectées, les procédés propres aux thérapeutiques naturelles se caractérisent par l'absence d'effets secondaires indésirables. Le traitement agit par activation du système de défense et de guérison naturelle du patient.

- Le traitement doit être holistique : la maladie ne touche jamais un organe isolément. Les troubles locaux sont la manifestation d'un processus plus général et signalent que l'organisme s'efforce de rétablir l'équilibre. Leur cause ne se trouve donc pas dans l'organe incriminé. La maladie en tant que processus doit être interprétée comme une crise vitale, comme un défi, et est de ce fait toujours porteuse de sens. Les méthodes holistiques se caractérisent par une interrogation constante sur le sens et par une attention toute particulière portée par le praticien à son patient, qu'il encourage à relever le défi de la maladie.

- Le traitement doit favoriser les réactions de l'organisme et stimuler ou soutenir durablement le système immunitaire. Ce point montre que nous travaillons avec le patient sur son énergie vitale. Le mot « traitement » vise moins pour nous le recours à des techniques spécifiques que le fait d'adopter une certaine attitude vis-à-vis des catégories que sont le « sain » et le « pathologique ». L'approche holistique comprend la vie de l'individu comme un processus d'épanouissement continu et la maladie comme une entrave à cet épanouissement.

La doctrine chinoise des énergies

La médecine chinoise repose sur des principes différents de ceux de la médecine occidentale classique, à laquelle nous sommes plus habitués. Elle a notamment pour base une meilleure compréhension de l'homme et de son rapport à la nature et à l'univers.

Le rapport de l'homme à l'univers

L'histoire des pratiques thérapeutiques en Occident nous permet de constater que nos médecins avaient à l'origine une conception holistique de l'être humain très proche de ce que l'on trouve aujourd'hui encore en Extrême-Orient.

Hippocrate, qui vécut en Grèce entre 460 et 377 av. J.-C., se posait par exemple la question de « la cause originelle de l'homme ». Dans le *Corpus Hippocraticum*, recueil complet des œuvres de l'école hippocratique, nous pouvons lire la chose suivante : « *Le principe de la médecine réside… dans la nature des choses éternelles, car il est impossible de connaître la nature des maladies, qui constituent l'objet sur lequel porte notre art, si l'on ne connaît pas la Nature elle-même et la cause originelle qui se manifeste dans son évolution…* ».

Platon constatait pour sa part, il y a 2 500 ans, ce qui est plus que jamais d'actualité : « *La guérison de nombreux maux est inconnue des médecins, car ils n'ont pas la connaissance du Tout. La partie ne peut en effet être saine que si le tout est lui-même sain… C'est là la grande erreur qui est aujourd'hui commise dans le traitement du corps humain.* »

L'homme et la Nature en harmonie

Différentes formes d'énergie

La philosophie médicale chinoise distingue une douzaine de formes principales d'énergie et environ deux fois plus de formes secondaires. L'aspect le plus important de la conception chinoise du phénomène énergétique caractérisant le corps humain doit faire ici l'objet d'une brève présentation : les postulats de la doctrine des énergies ressortissent à la fois de la philosophie, de la théorie médicale et de la pratique thérapeutique. Les philosophes chinois mettent le monde extérieur à l'homme — le macrocosme — en relation avec la vie de l'homme — le microcosme. L'univers, la nature et l'environnement de l'homme suivent le même principe fondamental que la vie de l'homme elle-même. L'une des clefs de voûte de la philosophie médicale chinoise est l'identité, l'harmonie entre macrocosme et microcosme. Les médecins traditionnels chinois utilisent des remèdes consistant principalement en des combinaisons de substances d'origine végétale, minérale ou animale. Toutes les formes thérapeutiques chinoises se fondent sur la conviction que l'énergie vitale circule dans le corps grâce à un réseau de canaux, les méridiens.

L'énergie vitale doit circuler

Équilibre des forces polaires

Dans un organisme sain et ne présentant aucun problème fonctionnel, l'énergie vitale Qi circule de façon régulière ; les deux forces polaires, le Yin et le Yang, sont dans un rapport d'équilibre.

L'harmonie se rompt dès lors que l'une de ces deux forces prend le dessus. Le déséquilibre qui en découle fait que l'individu ne se sent pas bien et qu'il finit par tomber malade. Il faut alors à tout prix rétablir l'équilibre des forces. Ce n'est qu'à cette condition que la guérison sera possible. L'acupression digitale permet d'harmoniser le flux énergétique dans les méridiens.

Le choix du bon remède requiert une grande expérience.

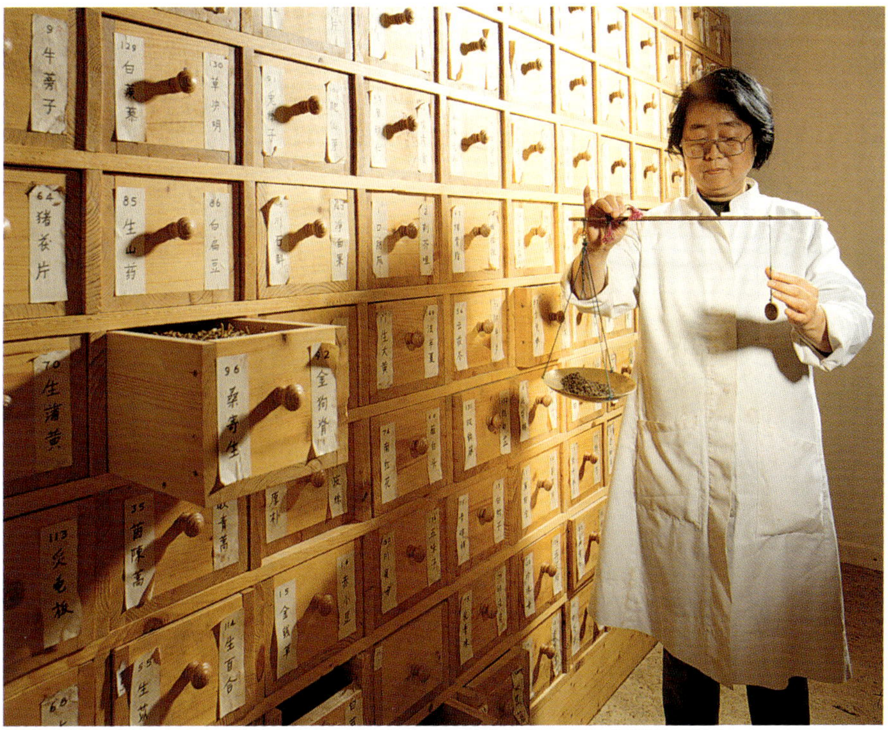

Le Yin et le Yang

La santé et la maladie ne sont pas des états, mais les phases d'un processus pouvant être désigné comme l'« équilibre des flux » et dont le principe se rapproche de celui du vélo : pour conserver l'équilibre, il faut se mouvoir constamment, sinon on tombe.

Dans le *Livre des métamorphoses*, ouvrage fondateur de la pensée chinoise, il est dit ceci : « *Tantôt Yin, tantôt Yang, c'est le Tao* ». Le Tao est divinité, à la fois chemin et destination, début et fin, le grand Rien et en même temps la source de tout être. Le Tao est symbolisé par un cercle complet et son signe écrit représente la tête et les pieds, ce qui renvoie au lien unissant le ciel et la terre, la pensée et la marche, l'esprit et le mouvement. Le Tao ne peut pas être décrit verbalement. Dans le *Tao-te-king*, œuvre maîtresse du philosophe Lao-Tseu, nous pouvons lire la chose suivante : « *Qui sait ne parle pas, qui parle ne sait pas* ».

Yin-Yang signifie en définitive répartition des forces, équilibre des énergies ou encore énergies polaires. Pour la pensée chinoise, tout ce qui arrive découle d'un rapport de force déterminé. Chaque événement est donc le résultat de l'action commune des forces et des énergies.

Unité indissociable

Revenons au symbole du Yin et du Yang : les deux demi-cercles correspondent à une polarité originelle découlant du Tao — il n'existe pas de Yang sans Yin et chaque Yin contient un Yang. Le mouvement et le repos, le jour et la nuit ne sont pas des contraires, car ils sont indissociables. Il n'y a pas de mouvement sans repos, ni de jour sans nuit. Cette unité indissociable, cette harmonie est à la base de toute chose et se retrouve partout — dans l'alimentation comme dans la pensée, dans la personnalité d'un individu comme dans les communautés humaines.

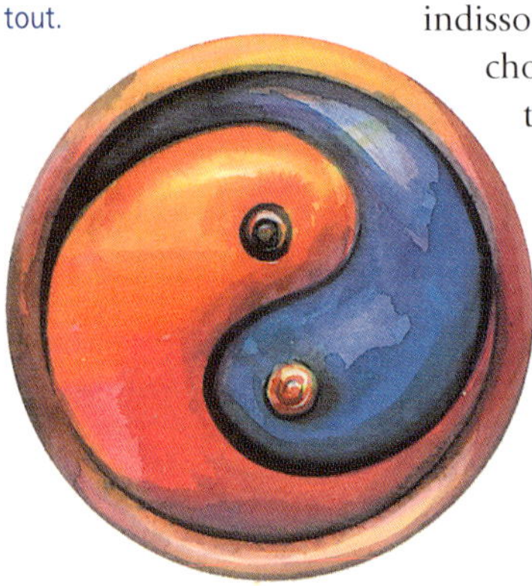

Symbole du Yin et du Yang : les deux pôles forment un tout.

L'alimentation ressortit, elle aussi, de la polarité

Les aliments Yang possèdent, par exemple, une force germinative plus grande et peuvent être stockés plus longtemps, alors que les aliments Yin s'abîment plus vite. Les personnes qui vivent dans un environnement Yang (plutôt chaud et sec) ont intérêt à consommer davantage d'aliments Yin pour assurer l'équilibre. En cas d'effort physique important, il est recommandé de manger plutôt Yang, tandis que l'effort intellectuel appelle davantage une alimentation Yin. La préparation des aliments joue également un rôle important dans l'économie des forces et des énergies.

Harmonie et équilibre

Équilibre constant entre le Yin et le Yang

Le rapport équilibré entre le Yin et le Yang constitue la condition *sine qua non* et le principe de base de la santé du corps, de l'âme et de l'esprit. À la racine de tous les troubles et de toutes les maladies se trouve un déséquilibre entre le Yin et le Yang. L'homme tend naturellement à l'équilibre constant entre le Yin et le Yang et ces deux pôles ont vocation à l'union et à l'harmonie. Le principe de base de cette unité peut être formulé ainsi : le Yang insuffle la vie au Yin (le Yang est une énergie régulatrice), le Yin contient le Yang (le Yin est le matériau régulé). L'un n'est pas meilleur que l'autre, il est simplement autre. Chacun est une expression différente du même principe et tous deux sont indispensables au bon fonctionnement du tout.

En acceptant cette polarité qui tend en nous à l'harmonie, nous permettons à l'énergie vitale de circuler librement et créons ainsi la condition de possibilité nécessaire à notre bien-être, à une meilleure compréhension de soi et à une relation équilibrée entre notre corps et notre esprit.

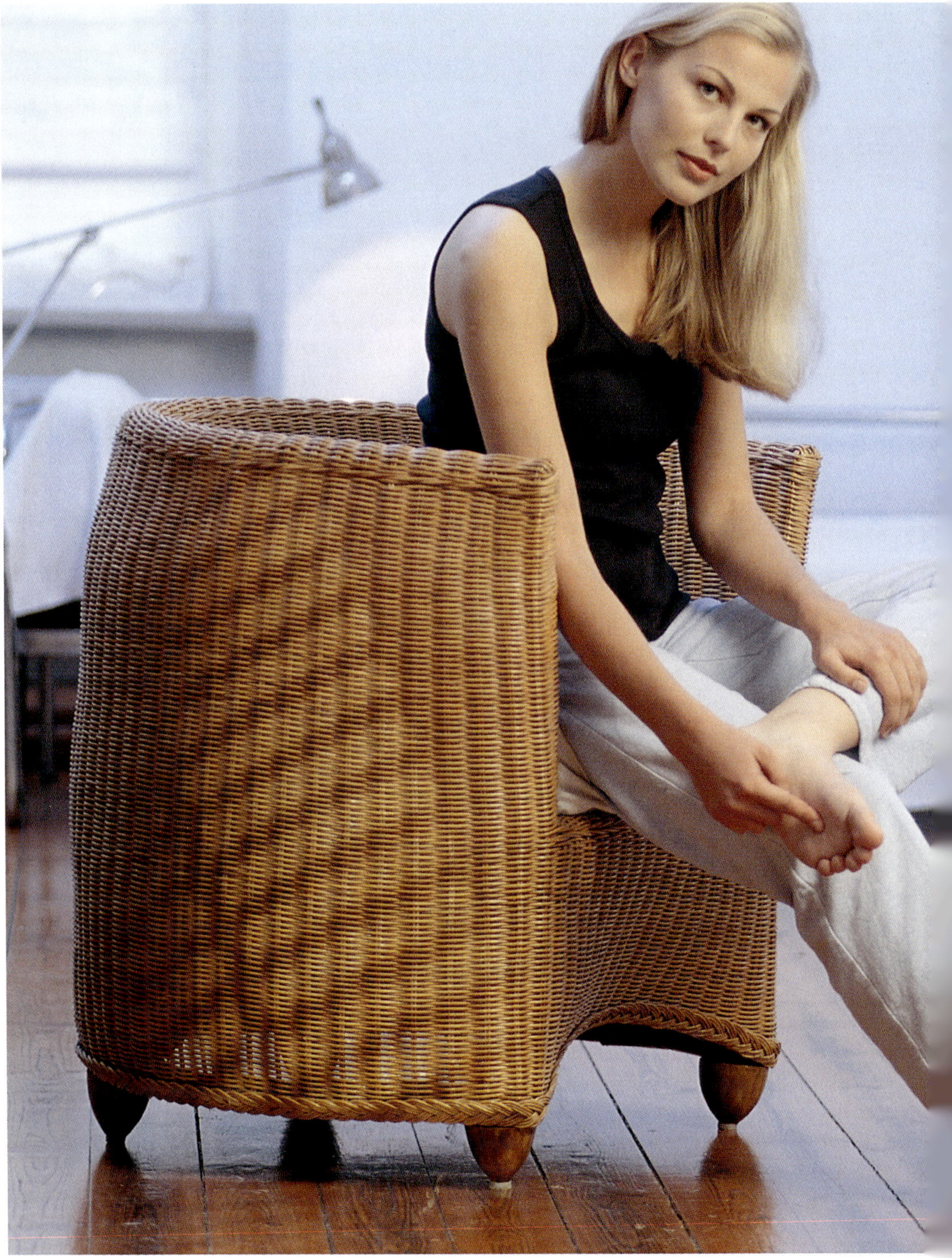

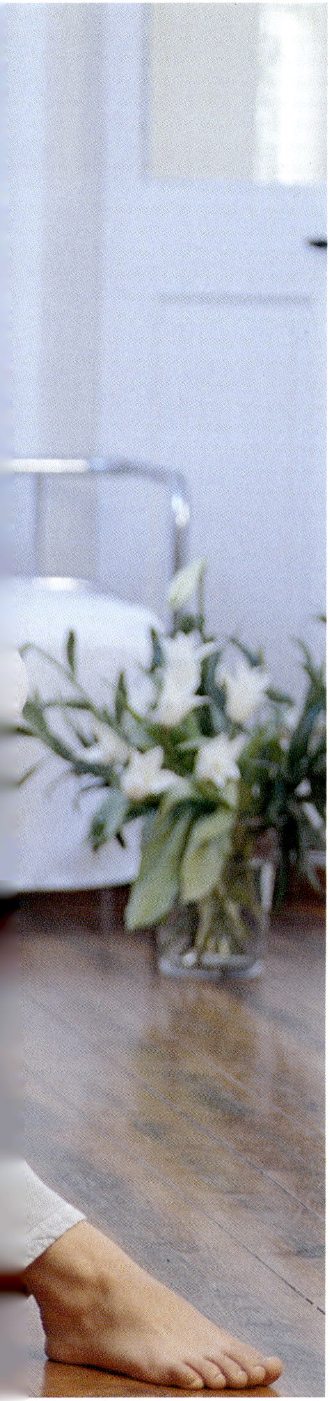

Soigner et prévenir par l'acupression digitale

L'acupression digitale est une méthode thérapeutique douce originaire de Chine. Elle consiste à activer le flux énergétique et à stimuler le système immunitaire : en appuyant sur des points déterminés, il est en effet possible de faire repartir la circulation des énergies et de rétablir l'équilibre des forces dans l'organisme.
Des études scientifiques ont récemment confirmé l'efficacité de cette méthode pourtant vieille de plusieurs millénaires. L'un de ses principaux mérites est qu'elle est très facile à utiliser pour se soigner soi-même. Sans forcément connaître tous les méridiens ni tous les points énergétiques existants, vous pouvez, grâce à l'acupression digitale, restaurer l'harmonie énergétique de votre corps et prévenir de cette façon de nombreux troubles.

Nature et origine de l'acupression digitale

Petite histoire de l'acupression et de l'acupuncture

Effets stimulants avérés

L'acupression et l'acupuncture partagent la même histoire et une tradition de plusieurs millénaires. Comme son nom l'indique, l'acupression digitale consiste à influer sur les énergies corporelles par pression des doigts. Il s'agit donc d'une méthode purement manuelle. En revanche, en acupuncture — méthode qui consiste à stimuler plus d'un millier de points énergétiques répartis sur toute la surface du corps — le thérapeute a recours à la technique sophistiquée des aiguilles — qui peuvent être en or, en argent ou en acier.

Facile à apprendre

Alors que le traitement à l'aide d'aiguilles nécessite une formation spécifique ainsi qu'une bonne connaissance des points énergétiques, de leur emplacement et de leurs effets, l'acupression digitale s'apprend très facilement.

Acupression ou pression de points

Le mot « acupression » se compose des racines latines *acus* signifiant pointe, aiguille, mais aussi point et *premere/pressum* indiquant l'action d'appuyer. Pratiquer l'acupression digitale n'est donc rien d'autre qu'exercer une pression sur des points avec les doigts. Le mot « acupuncture » — *pungere* = piquer — renvoie quant à lui à l'action de piquer sur un point ou de piquer à l'aide d'une aiguille.
La forme de massage connue sous le nom de Shiatsu a également pour but de réveiller les énergies vitales. Le Shiatsu est d'origine japonaise et signifie « pression des doigts ».

Formes primitives du massage par pressions ponctuelles

En Chine, le traitement par l'acupression digitale a été érigé en système, mais le massage par pression de points se retrouve sous des formes primitives dans presque toutes les cultures. Selon des études anthropologiques, certains peuples bantous soigneraient les maladies en se grattant à certains endroits du corps et une tribu anthropophage vivant dans la jungle brésilienne aurait l'habitude d'envoyer des petites flèches à l'aide d'une sarbacane sur certaines parties du corps des personnes malades.

Les méridiens et les points énergétiques sont connus des Chinois depuis plusieurs millénaires.

Réflexe instinctif de défense

Lorsqu'ils se font mal, les enfants appuient spontanément sur les tissus environnant de près ou de loin la région blessée. La plupart d'entre nous avons le réflexe de triturer le lobe de l'une de nos oreilles, de nous gratter le nez ou d'appuyer sur le pourtour de nos yeux lorsque nous nous sentons nerveux, mal à l'aise ou épuisé. Le fait de tambouriner avec ses doigts sur une table fait aussi partie des signes indiquant que nous manquons d'énergie, là où nous en avons justement le plus besoin.

Chez l'homme comme chez l'animal

Ces réflexes s'observent également chez les animaux : en cas de blessure, on les voit faire pression à l'endroit où ils ont mal en s'appuyant contre un support fixe, tel qu'une branche ou une pierre. Cela leur permet de lutter contre la douleur.

■ Tout cela laisse penser que les formes primitives de l'acupression sont une sorte de réflexe instinctif de défense que l'homme partage avec l'animal.

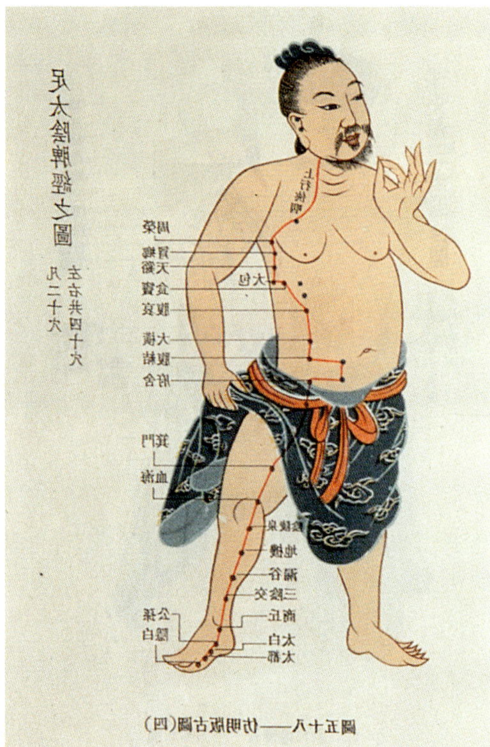

Méthode thérapeutique millénaire

L'histoire de l'acupression et de l'acupuncture est vieille d'au moins 5 000 ans, comme l'attestent les documents et les objets témoins retrouvés lors de fouilles archéologiques.

C'est le mythique « Empereur jaune » (Huang Ti, 2698-2598 avant notre ère) qui aurait érigé en système la connaissance que l'on avait à son époque de l'action des énergies. Il serait en outre l'inventeur de la roue et de la monnaie ainsi que d'un système de notation musicale et d'un astrolabe. L'histoire et la culture chinoises furent longtemps auréolées de mystère. Il fallut attendre le XVIIe siècle pour que des missionnaires de retour d'Extrême-Orient fassent un compte rendu détaillé de ce qu'ils avaient vu en Chine. La médecine chinoise, qui recourait, par exemple à la digitopression, au massage ou aux aiguilles, ne fut pas un instant prise au sérieux. Elle fut d'emblée considérée comme archaïque, en dépit d'une efficacité avérée depuis plusieurs millénaires, et bien que les Chinois eussent par ailleurs été incontestablement très en avance sur les Européens en ce qui concerne la porcelaine, le papier, l'imprimerie ou encore les explosifs (feux de Bengale).

Incompréhension à l'Ouest

Reconnaissance tardive en Europe

En 1939, le diplomate français Soulié de Morant, qui avait vécu quelque temps en Chine, rédigea un ouvrage sur l'acupuncture dans lequel cette méthode est présentée pour la première fois en Europe comme éminemment valable.

La popularisation de la médecine chinoise

Les Chinois ont développé leur propre conception de la vie, de la nature, de la santé et de la maladie, de l'homme et de l'univers. Ils connaissent depuis déjà plusieurs millénaires les lois de la vie et de l'univers, qui nous sont restées cachées jusqu'à ce jour. Nous avons appris à croire uniquement en ce qui peut être prouvé scientifiquement et nous oublions que les lois de la nature et de l'univers ont une valeur intrinsèque indépendante du fait que notre entendement est à même ou non de les saisir. Nous avons longtemps considéré le corps humain en premier lieu comme entité matérielle, alors que la médecine chinoise y voit avant tout un système d'énergie constitué de forces polaires et complémentaires

L'acupression bien comprise

(page 14) dont il importe de maintenir l'équilibre. Si nous parvenons à prendre conscience de cela, l'acupression n'aura plus rien de mystérieux à nos yeux.

Des aiguilles qui soulagent la douleur

Activer les forces d'autoguérison, avec des moyens simples et naturels.

Les résultats sensationnels obtenus par l'acupression digitale ont été relayés par tous les médias. En 1971, un correspondant du *New York Times* à Pékin dut être opéré d'urgence pour une appendicite. La clinique où il fut admis ne disposant pas d'autres moyens d'anesthésie que des aiguilles d'acupuncture, il put ainsi assister au déroulement de l'opération du début à la fin et il n'éprouva pas la moindre douleur.
En Autriche, l'acupuncture bénéficia d'un énorme coup de publicité, lorsqu'en 1972 une patiente se vit retirer sans douleurs les amygdales avec pour seul analgésique quelques aiguilles. Depuis, les opérations lors desquelles il est fait recours à l'acupuncture sont presque devenues monnaie courante.

Une collaboration souhaitable

■ Telle qu'elle est pratiquée aujourd'hui, la médecine chinoise est un mariage réussi entre thérapeutique moderne et médecine traditionnelle. Il ne reste plus qu'à souhaiter qu'en Europe médecine classique et médecine naturelle parviendront à collaborer davantage et à se compléter mutuellement pour le plus grand bénéfice de tous, médecins et patients.

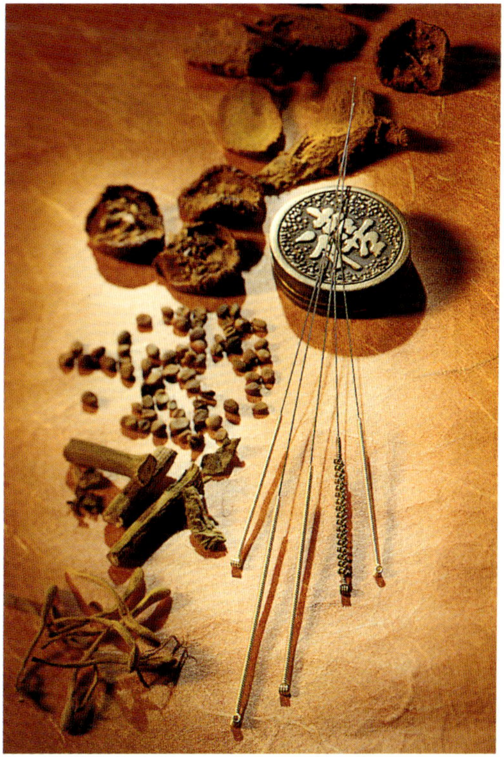

Comment l'acupuncture et l'acupression agissent-elles ?

Les résultats impressionnants de l'acupuncture et de l'acupression ont incité beaucoup de centres de recherche médicale à étudier les modes d'action de ces méthodes thérapeutiques. De nombreuses hypothèses circulent quant à l'action de l'acupression digitale, mais aucun modèle explicatif véritablement satisfaisant n'a encore été échafaudé. Pour se soigner soi-même, il importe d'ailleurs assez peu de savoir comment la méthode agit. Ce qui compte, c'est qu'elle fonctionne.

Premier pas : la confiance dans la méthode

On entend souvent dire que l'action de ces méthodes ne reposerait que sur la suggestion et qu'elles n'auraient en fait que des effets placebo. Pour réfuter cet argument, il suffit de rappeler qu'aussi bien l'acupuncture que l'acupression fonctionnent également sur des personnes inconscientes et sur les animaux.

Des résultats thérapeutiques prouvés

Lorsqu'elle est pratiquée par une personne compétente, l'acupuncture apporte des résultats impressionnants dans le traitement de la douleur et des troubles suivants : valeurs anormales dans la formule hématologique (secondaires à une surproduction de globules rouges), troubles fonctionnels du cœur, des organes respiratoires et des organes digestifs, troubles du système nerveux et de l'appareil squelettique et musculaire. Le succès du traitement a été à chaque fois attesté par des analyses sanguines, des électrocardiogrammes et des appareils de mesure de la capacité respiratoire.

L'acupuncture comme traitement spécifique

Il est également établi qu'il règne des conditions énergétiques particulières sur les points de stimulation et le long des méridiens : la conductibilité électrique de la peau y est en effet plus grande que dans les tissus environnants. Un chercheur canadien a, de plus, démontré que l'acupuncture et l'acupression stimulent la production d'une substance analgésique très puissante appelée endomorphine. Enfin, au début de l'année 1998, une équipe médicale de Graz, en Autriche, est parvenue à prouver que l'acupuncture peut améliorer considérablement l'irrigation du cerveau.

Des analgésiques produits par le corps

Méridiens et points d'acupuncture à la loupe

D'autres procédés probatoires consistent à mesurer électriquement la résistance cutanée, à étudier la composition tissulaire des points de stimulation, à évaluer l'influence des neurotransmetteurs.

À Los Angeles, le professeur H. Motoyama a mis sur pied un vaste projet de recherche portant sur les méridiens du corps humain. Résultat : contrairement à ce que l'on pensait, l'énergie ne circule pas dans les voies du système nerveux, mais dans des canaux spécifiques se confondant probablement avec le système spécial d'information (voir encadré, page 24). La structure et la forme des points d'acupuncture ont été étudiées en détail dans le cadre d'un projet de recherche de l'Institut d'Anatomie de Witten/Herdecke, en Autriche.

L'activation des « points nodaux » situés sur les méridiens du corps permet de stimuler le flux énergétique.

Ces points, décrits comme des « faisceaux dotés d'une structure spécifique », sont des faisceaux neuro-vasculaires qui traversent les aponévroses superficielles (membranes musculaires fines et tendineuses). Ces faisceaux se trouvant justement sur les points d'acupuncture, on peut en conclure qu'ils ont une fonction particulière. Les derniers résultats de la recherche scientifique confirment donc ce que l'on savait d'expérience depuis des millénaires.

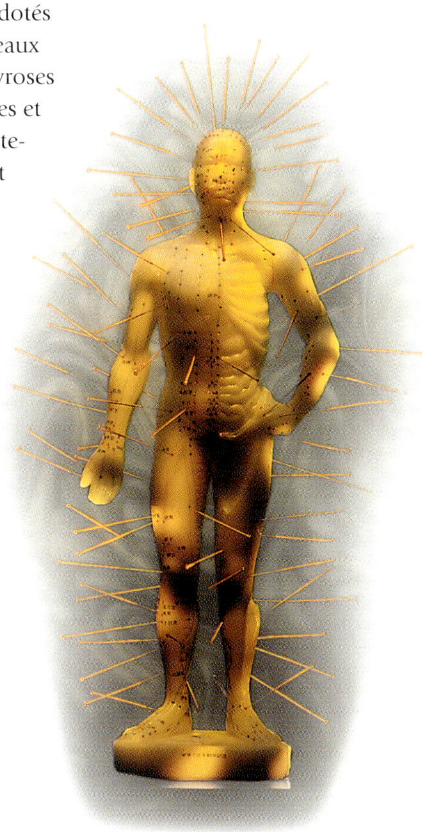

Stimuler la guérison spontanée

S'aider des doigts

La régénération naturelle et la capacité du corps à guérir spontanément ne demandent pas à être prouvées scientifiquement. Nous connaissons tous cette propension qu'ont les égratignures, mais parfois aussi les blessures plus importantes, à se refermer et à cicatriser d'elles-mêmes. L'acupression digitale nous permet de réapprendre à percevoir les énergies à l'œuvre dans ce processus. Elle active les forces d'autoguérison qui se trouvent en chacun de nous. Par la simple pression des doigts, nous pouvons harmoniser nos énergies vitales — pour soulager les douleurs et les troubles fréquents ou chroniques (voir page 43) ou tout simplement pour rester en bonne santé (page 40).
Le tout est de savoir comment s'y prendre.

Le rôle du système nerveux

On entend souvent dire que la peau et le corps sont parcourus par un système d'information qui apparaît au stade embryonnaire avant même le système nerveux central. Nous nous trouvons là dans l'un des domaines les plus difficiles de la biologie et de la médecine, celui du système nerveux. Et, curieusement, c'est aussi dans ce domaine que la médecine empirique telle qu'elle est pratiquée depuis des millénaires et la physiologie moderne ou science des processus vitaux se rejoignent sur le plus grand nombre de points.
Les fibres nerveuses de la peau transmettent quantité de stimuli, comme, par exemple, le froid, la chaleur ou la pression. Ce n'est qu'une fois parvenus au cerveau que ces stimuli peuvent être identifiés comme douloureux. Deux types de fibres nerveuses assurent la transmission des stimuli de la surface corporelle au cerveau. Les unes les transmettent lentement, tandis que les autres transmettent à très grande vitesse essentiellement les stimuli puissants.
En cas de transmission d'un stimulus puissant par voie rapide, ce cordon d'information se bloque et ne laisse plus passer les autres stimuli, à moins qu'ils ne soient encore plus forts. Le fait que la transmission de la douleur puisse être interrompue explique pourquoi l'acupuncture parvient à la supprimer.

Au sujet du traitement

Pour se soigner efficacement à l'aide de l'acupression digitale, il est indispensable de se familiariser dès le départ avec un certain nombre de choses. Cette méthode thérapeutique naturelle ne consiste pas à supprimer les symptômes, mais elle s'attaque directement à la cause des troubles et des maladies dont nous souffrons, cause qui, selon la doctrine chinoise, est à chercher dans l'équilibre rompu des forces vitales (page 13).

Traiter la cause

Par ce biais, vous pourrez aisément rétablir l'harmonie qui doit régner entre vos différentes énergies intérieures.

■ Gardez toujours présent à l'esprit qu'en pratiquant l'acupression digitale, vous ne faites pas qu'appliquer une technique, mais que vous travaillez avant tout sur vos propres énergies corporelles !

Les méridiens du corps

Le principe de base de la médecine chinoise repose, comme il a déjà été dit (page 12), sur la conception selon laquelle la santé ne dépend pas uniquement du bon fonctionnement des organes, des os, des muscles et des nerfs, mais également de la libre circulation de l'énergie vitale, le Qi. Cette énergie circule en circuits fermés dans le corps et à sa surface. L'affaiblissement ou le blocage du flux énergétique a pour conséquence la survenue de troubles et de maladies — ce qui arrive notamment lorsque l'un des deux éléments des forces polaires domine trop longtemps l'autre, rompant ainsi leur équilibre harmonieux (page 15). Les causes de telles perturbations vont des influences climatiques au surmenage prolongé en passant par les blessures et la mauvaise alimentation. Le but de l'acupression digitale est de supprimer les entraves du flux énergétique en manipulant des points déterminés.

Le traitement consiste donc pour l'essentiel dans le rétablissement de l'équilibre énergétique : là où se produit une stase, l'énergie est déviée ; là où l'énergie manque, elle est amenée. Les symptômes physiques n'ont ici de valeur que dans la mesure où ils permettent de savoir quels sont les méridiens bloqués.

La circulation de l'énergie vitale

Douze méridiens parcourent le corps

Presque tous les points d'acupression digitale se trouvent sur les trajets empruntés par l'énergie, également appelés méridiens (illustrations pages 19 et 23), mais un certain nombre de points spéciaux sont disséminés à d'autres endroits. Il existe six méridiens Yin et six méridiens Yang, formant trois paires dans la moitié droite du corps et trois paires dans la moitié gauche, auxquels s'ajoutent deux vaisseaux situés sur l'axe de symétrie du corps, l'un commandant les six méridiens Yang, et l'autre les six méridiens Yin. Si vous désirez connaître le parcours exact de ces méridiens, les ouvrages sur l'acupuncture pourront vous éclairer.
L'acupuncture permet de rétablir l'équilibre des forces Yin et des forces Yang en créant des stimuli au moyen d'aiguilles en or, en argent ou en acier. On obtient un résultat analogue, à savoir l'autorégulation des énergies, d'une part avec la moxithérapie (moxibustion), qui consiste à faire se consumer sur les points d'acupuncture des petits cônes confectionnés à partir de plantes médicinales (action de la chaleur) et, d'autre part, avec l'acupression digitale, qui consiste à stimuler mécaniquement ces mêmes points par pression des doigts.

Types de points et réactions provoquées

Comparativement à l'acupuncture, l'acupression digitale porte sur un nombre relativement restreint de points, sur lesquels il s'agit d'exercer une pression avec, en règle générale, la pulpe de l'index, du majeur ou du pouce (voir manœuvres, pages 38 et 39).
Les réactions ne sont pas les mêmes pour tous les points. En fonction de la situation énergétique du corps et de la symptomatologie qui en découle, on travaillera de préférence sur les points dont la manipulation produit un effet sédatif ou plutôt sur ceux dont la manipulation provoque activation et augmentation du tonus. En ce qui concerne le traitement préventif, l'accent doit être mis sur les points d'harmonisation (voir programmes courts de prévention, page 40).

Aussi à titre préventif

Points d'activation et points de sédation

La médecine chinoise distingue différents types de points :

- *Points d'harmonisation :*

Ils se trouvent au début et à la fin de chaque méridien et ont pour fonction d'harmoniser les énergies dans tous les organes et groupes d'organes associés au méridien en question.

- *Points d'activation :*

Mobiliser ou disperser les énergies

Chaque méridien comprend un point d'activation. La manipulation de ce point permet de mobiliser les énergies en cas de fatigue ou d'asthénie et, le cas échéant, de libérer les forces de réserve. La personne devient plus tonique.

- *Points de sédation :*

La manipulation de ces points intervient en cas de trop-plein d'énergie et dans nombre de cas de rapport déséquilibré entre tension et relâchement. Elle a pour principal effet de disperser les énergies.

- *Points spéciaux :*

Ils se trouvent en règle générale en dehors des méridiens et leur manipulation peut être très efficace dans le cas de certains troubles.

- *Points d'alarme :*

Points qui se caractérisent par une double fonction, car servant au diagnostic et aux premiers secours. Réservés aux acupresseurs expérimentés.

Maniées par un spécialiste, les aiguilles d'acupuncture sont pratiquement indolores.

■ Dans la partie pratique de ce manuel, les points d'acupression ne seront pas décrits de manière exhaustive. Les points sélectionnés ont tous été éprouvés et leur manipulation ne requiert pas une connaissance approfondie de la doctrine des énergies pour être couronnée de succès.

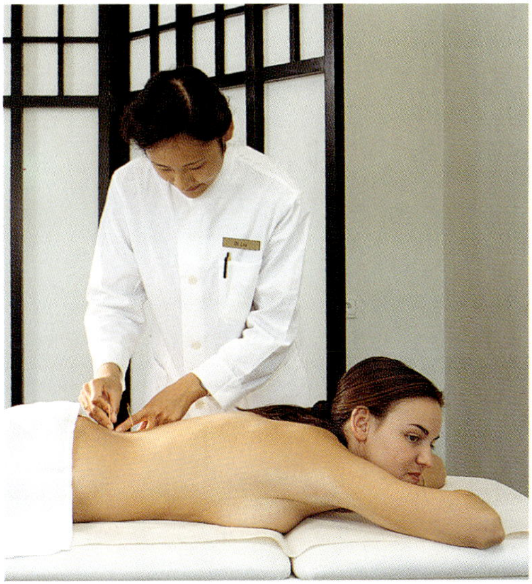

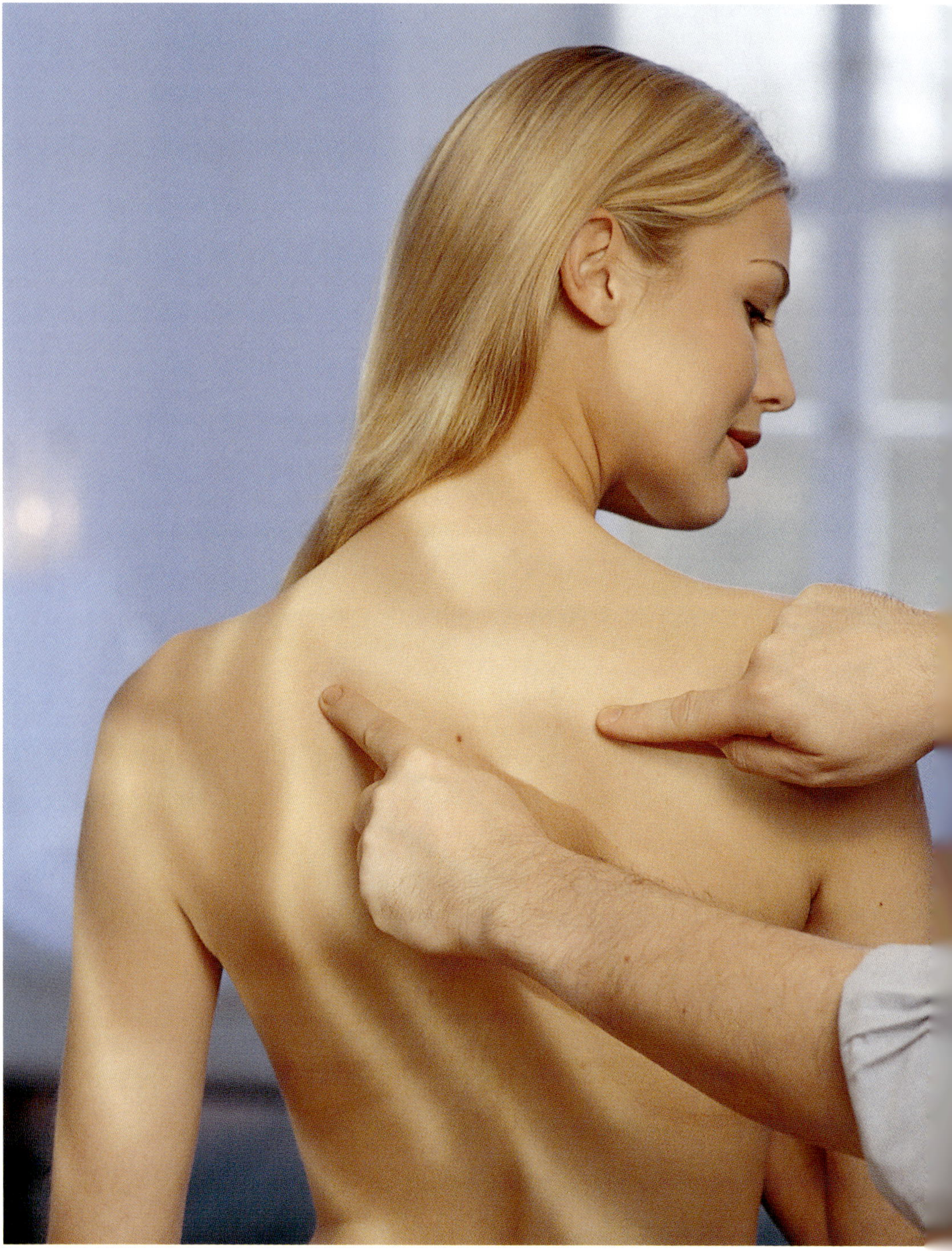

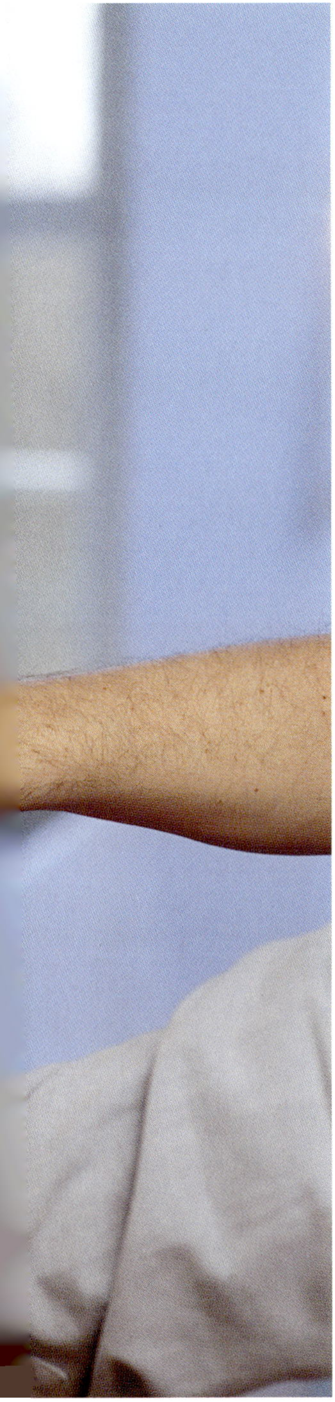

L'acupression digitale en toute simplicité

L'acupression digitale permet de traiter de nombreux troubles de la vie de tous les jours, mais aussi un certain nombre de symptômes d'affections chroniques. Ne vous attendez toutefois pas à des résultats trop rapides ! Pour être efficace, le traitement requiert une attitude décontractée par rapport à soi-même et à son corps et ne doit en aucun cas être envisagé comme un remède miracle ou une panacée. Il importe d'effectuer correctement les manœuvres de pression et de massage ainsi que de savoir déceler les points demandant à être manipulés, en fonction des différents cas de figure. Grâce à l'acupression digitale, vous apprendrez à influer harmonieusement et en douceur sur vos énergies. Le seul risque que vous encourez en utilisant cette méthode thérapeutique est de ne pas obtenir de résultats, c'est-à-dire ne constater aucune amélioration des symptômes.

Préparation à la pratique

Se soigner soi-même

L'acupression digitale ne produit pas de miracles. Efficace, même en auto traitement, elle possède cependant un champ d'action limité et il importe de toujours garder présent à l'esprit les points suivants :

- L'acupression n'agit pas de manière aussi efficace pour tous les troubles, tout le temps et quelle que soit la personne.
- À chaque fois cependant qu'un trouble ou une affection a pour cause un déséquilibre des forces vitales, l'acupression s'avère très efficace.

L'acupression digitale à bon escient

À titre curatif ou à titre préventif

- La thérapeutique naturelle que constitue l'acupression digitale se prête comme aucune autre au soulagement de la douleur, à la sédation générale, au traitement d'urgence (en attendant l'arrivée d'un médecin), à l'entretien de la santé, à l'harmonisation et au rééquilibrage des forces ainsi qu'à l'amélioration du bien-être. Là où l'acupression nous permet d'obtenir une harmonisation générale de l'économie énergétique du corps, les symptômes en tant que signaux émis par le corps sont la plupart du temps superflus.
- L'acupression a, en outre, un effet compensatoire important sur les dysfonctionnements du système nerveux. Selon les estimations des chercheurs en médecine, environ deux tiers des troubles et affections ont pour cause un dysfonctionnement quelconque du système nerveux.
- Le rôle principal de l'acupression est toutefois de prévenir et donc d'aider à conserver la santé. Vous trouverez à cet effet aux pages 40 et suivantes de ce manuel des exercices pouvant être effectués quotidiennement, même en l'absence de troubles ou d'affections.

Seulement après un diagnostic précis

■ Dans la partie pratique du présent ouvrage (à partir de la page 43), sont décrites les affections dans le cadre desquelles vous pouvez recourir à l'acupression avec de grandes chances de succès. Ces chances seront d'autant plus grandes que le diagnostic préalable au traitement sera précis. Tout le monde est bien sûr capable de reconnaître certains symptômes très répandus et d'en tirer des conclusions justes, mais, au moindre doute sur la nature du trouble, il est préférable de consulter un médecin avant d'entreprendre quoi que ce soit. Dans certains cas, seule une personne autorisée peut dire si oui ou non l'acupression peut être intégrée au programme thérapeutique.

IMPORTANT

L'acupression ne doit pas être auto-pratiquée
- En cas d'affections cardio-vasculaires graves
- En cas de dégénérescences cutanées locales dans la zone des points d'acupression (lichen, mycose, suppuration).
- Durant la grossesse, sur certains points (voir ci-après).

L'acupression ne peut en aucun cas remplacer une intervention médicale ou un traitement médicamenteux nécessaire ! Lorsqu'un trouble a pour cause une lésion organique, cette méthode ne peut apporter qu'un soulagement momentané et il ne faut pas en attendre un secours durable ! En pareil cas, il est indispensable de consulter un médecin.

L'acupression digitale durant la grossesse

Les spécialistes ont du mal à décider si les femmes enceintes ont intérêt ou non à pratiquer l'acupression digitale, et les expériences concrètes dans ce domaine sont souvent contradictoires. Il est toutefois préférable de prendre l'avis d'un médecin acupuncteur ou d'un thérapeute compétent en la matière. Selon toute évidence, la mère et l'enfant forment durant la grossesse une conjonction énergétique particulière pour laquelle il est nécessaire de poser un diagnostic individuel en fonction duquel le traitement pourra ou non avoir lieu.

Il importe notamment d'éviter un certain nombre de points d'activation, car leur manipulation risque de provoquer une réaction au niveau des muscles de l'utérus.

Points pour se soigner soi-même

Si la grossesse se déroule normalement, les points suivants peuvent au besoin être manipulés sans que cela représente le moindre danger :

- Les points d'harmonisation (page 40), en particulier pour prévenir.
- Les points de douleur en cas de lombalgies (KA-TE, Île du Milieu et Haute montagne du Tibet, pages 80 et 90).
- Les points d'éternuement et de refroidissement (Creux du vallon, Étang Yang et Maître des parfums ainsi que Silo à grains, page 57 et 83).

CONSEIL !

Après les premières douleurs du travail et durant l'accouchement, il est possible de manipuler les deux points appelés « Accession au Yin » situés sur la face extérieure de chacun des deux petits orteils (page 51) de la parturiente afin de soulager ses douleurs.

L'acupression digitale et les enfants

Séances plus courtes

Les enfants réagissent généralement plus vite que les adultes aux influences énergétiques. Aussi est-il recommandé de diviser par deux le temps indiqué pour la manipulation des différents points d'acupression.

■ Chez les enfants, il est aussi souvent plus difficile de poser un diagnostic vraiment fiable. Derrière des symptômes en apparence bénins, tels que les éternuements ou les maux de ventre, peuvent se cacher, par exemple, les prémices d'une maladie infectieuse.
Au moindre doute, consultez un médecin avant d'entreprendre quoi que ce soit.

Les enfants peuvent également se traiter eux-mêmes

Expérience positive

L'acupression digitale constitue un moyen simple et ludique de faire naître chez l'enfant une attitude responsable par rapport à sa propre santé et à la prévention des maladies, car ses effets sont rapidement observables. En plus de l'importance que revêt aux yeux de l'enfant le fait de voir que ses parents s'occupent de lui personnellement par le biais du contact physique, il peut aussi, grâce à cette méthode, apprendre dès le plus jeune âge à se soigner lui-même et à prendre soin de lui de manière active.

Fréquent en Chine

En Chine, dans beaucoup de lieux publics, on peut voir des pancartes sur lesquelles figurent des indications concernant différents types d'exercices destinés à améliorer la circulation des énergies. Dans les écoles, par exemple, les jeunes Chinois ont sous les yeux des tableaux représentant les points et les manœuvres d'acupression digitale, notamment celles qui permettent d'obtenir une régénération oculaire, car les yeux des écoliers sont, là-bas comme ici, très sollicités.

Les principaux champs d'application

À côté du massage préventif des points d'harmonisation (page 40), l'acupression digitale est indiquée chez les enfants dans les cas suivants :

Ces points sont indiqués

- angoisses, nervosité (Queue de pigeon, Indifférence divine, pages 44 et 45) ;
- énurésie (pipi au lit) (Indifférence divine, Rencontre des trois Yin, page 50) ;
- refroidissement, grippe, angines et éternuements (Étang Yang, Creux du vallon, Jeune négociant, Silo à grains et Maître des parfums, pages 57, 60 et 83) ;
- troubles du sommeil, endormissement difficile, difficultés de concentration (Mer d'énergie, zones spéciales de la pulpe des doigts, zone spéciale de la pulpe du gros orteil, point spécial entre les sourcils, Indifférence divine et Printemps finissant, pages 65, 81 et 87) ;
- troubles digestifs (zone de l'avant-bras, Point maître de l'estomac et Creux du vallon en tant que point maître de la régulation muqueuse, pages 69 et 70) ;
- maux de dents (point gingival, acheteur Yang et zone spéciale de l'auriculaire, page 91).

IMPORTANT

Lorsque vous traitez votre enfant au moyen de l'acupression digitale, pensez à adapter la pression et l'espacement des doigts en fonction de sa taille (Le traitement à deux, page 37). N'oubliez pas non plus de vous réchauffer les mains au préalable et de commencer la séance par des pressions très légères.

Les douze règles thérapeutiques

1 Il est déconseillé de manipuler les points d'acupression en cas de grosse fatigue, juste après le repas et après avoir bu de l'alcool.

2 La séance doit se dérouler dans une pièce suffisamment chauffée et aérée ; la chaleur et l'air sain favorisent la décontraction.

Vous avez besoin de calme...

3 Le traitement est d'autant plus efficace que le calme environnant est grand. Aussi veillez à ne pas être dérangé par le bruit de la télévision ou de la radio ni par la sonnerie du téléphone.

...et de temps

4 Ne pratiquez pas l'acupression lorsque vous êtes pressé par le temps, car vous devez vous sentir parfaitement décontracté.

5 Les mains doivent être propres et chaudes. Les ongles ne doivent pas être trop longs afin d'éviter les douleurs à la pression et l'irritation de la peau et des tissus environnant les points.

La bonne intensité

6 La partie du corps que vous souhaitez traiter doit se trouver dans une position stable. Le mieux est de s'asseoir de façon détendue. Si vous vous faites traiter par un partenaire, vous pouvez également vous allonger. Dans tous les cas, décontractez la partie à traiter le plus que vous pouvez. Les pressions exercées sur les points d'acupression doivent être sûres et égales et leur intensité adaptée à votre sensibilité.

7 Durant la séance concentrez-vous davantage sur le travail effectué au niveau de vos énergies vitales que sur les symptômes dont vous souffrez ! Les forces de régulation de votre corps doivent faire l'objet de toute votre attention.

8 Commencez par manipuler un point aussi bien sur la partie droite que sur la partie gauche de votre corps et attendez que la réaction se produise. Cela ne présente pas beaucoup d'intérêt de manipuler un trop grand nombre de points les uns à la suite des autres, car le corps a besoin de temps pour réagir convenablement aux stimuli qui lui sont envoyés ! Ne vous impatientez pas si vous ne constatez pas de résultats dans les secondes qui suivent. Pour certains points, il faut attendre près de

20 minutes pour ressentir quelque chose (soulagement de la douleur, amélioration ou atténuation du trouble).

Chacun réagit différemment

9 Tout le monde ne réagit pas de la même façon à la manipulation des différents points d'acupression. Souvent il arrive que l'on obtienne le résultat escompté dès le premier point, mais d'autres fois il se peut qu'il faille manipuler plusieurs points avant de trouver le point ou la combinaison de points qui fait véritablement de l'effet lorsque l'on appuie dessus. L'ordre dans lequel traiter les différents points dépend en dernier ressort de votre expérience. Le mieux est de noter à chaque fois les points auxquels votre corps réagit le plus.

10 Presque tous les points (à l'exception de ceux qui se trouvent sur l'axe de symétrie du corps) se trouvent à la fois sur la partie droite et sur la partie gauche du corps, exactement au même endroit — donc aussi bien sur la jambe droite que sur la gauche, sur le bras droit que sur le gauche, à droite qu'à gauche de la colonne vertébrale, etc. Lorsque cela est possible, manipulez les deux points simultanément (par exemple sur le visage, le tronc ou les pieds). Les durées indiquées dans la partie pratique concernent à chaque fois l'acupression des deux points symétriques. Pour un seul point il faut donc diviser la durée par deux.

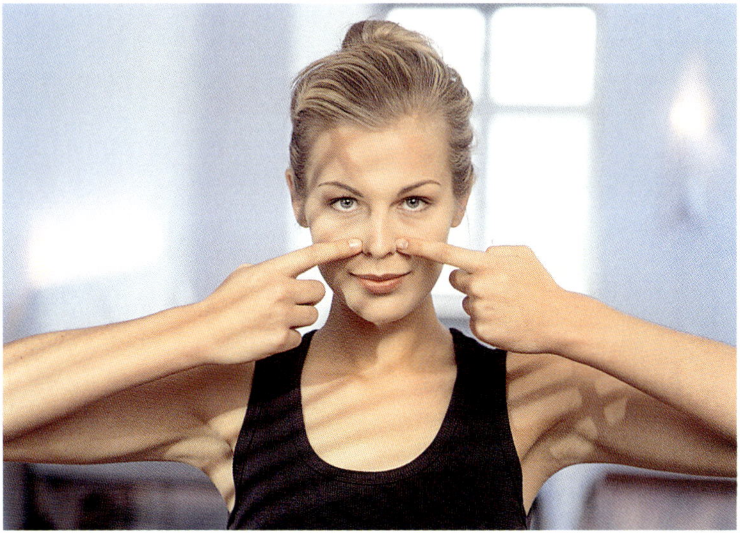

Manipulez dans la mesure du possible les deux points symétriques en même temps.

Durée de la séance

11 La durée de la séance d'acupression dépend à chaque fois la situation énergétique globale et de l'âge du sujet traité et peut aller de 30 secondes à 10 minutes. Chez les personnes âgées, des blocages énergétiques se sont souvent produits au fil du temps et leur suppression réclame en général un certain temps. Si vous n'avez encore aucune expérience de l'acupression et que votre économie énergétique n'est pas encore habituée aux stimuli que cette méthode produit, il est possible que votre corps ait là aussi besoin de plus de temps pour réagir. En ce qui concerne les enfants en bas âge, la séance doit durer tout au plus une demi-minute (page 32). La durée mentionnée dans la partie pratique pour chacun des points a une valeur purement indicative (voir également point 10) ! Si vous éprouvez le besoin de vous arrêter lors de la manipulation d'un point, interrompez la séance. C'est que votre corps vous signale qu'il ne peut momentanément plus recevoir et traiter correctement les stimuli que vous lui envoyez.

12 Faites en règle générale une ou deux séances d'acupression digitale par jour. Certains points peuvent être manipulés plusieurs fois dans la journée, c'est-à-dire à chaque fois que l'on en ressent le besoin (par exemple en cas d'éternuements, de quintes de toux, de douleurs). Pour des données plus précises, reportez-vous aux descriptions symptomatiques.

IMPORTANT

Prêtez d'emblée la plus grande attention à vos réactions. Terminez la séance dès que vous sentez survenir le résultat escompté (par exemple la diminution d'une douleur).
Au cas où vous ne vous sentiriez pas bien pendant la séance arrêtez-vous tout simplement. Il s'agit rarement plus que d'un léger vertige dû à une pression trop forte. Au bout de quelques secondes vous irez à nouveau mieux. Il est également recommandé d'interrompre la séance en cas d'aggravation des troubles traités. Si toutes les règles sont strictement respectées (page 34), ce cas de figure est extrêmement rare. Correctement exécutée, l'acupression produit normalement une atténuation rapide des troubles et peut, si l'on sait s'y tenir, apporter une amélioration durable.

Le traitement à deux

Pour ce qui concerne les distances (exprimées en largeurs de doigts), les mensurations de la personne traitée sont toujours déterminantes. L'intensité de la pression doit, elle aussi, varier en fonction de la sensibilité du massé. En cas d'acupression digitale à deux, ce qui importe n'est donc pas la façon dont le masseur perçoit la pression qu'il exerce, mais la façon dont celle-ci est ressentie par le massé indépendamment de l'intensité objective de la pression.

Comment trouver les points d'acupression ?

Important : la sensibilité tactile

Pour que le traitement soit efficace, il est important de bien manipuler le centre de chacun des points d'acupression. Pour trouver leur emplacement exact, aidez-vous des photographies qui accompagnent chaque trouble traité. La localisation immédiate des points requiert une sensibilité tactile développée que vous acquerrez avec le temps.

Sentez la différence

Palpez consciencieusement la région où le point est censé se trouver approximativement. Vous vous rendrez rapidement compte qu'il y a à chaque fois un endroit bien précis que vous sentez spontanément être le bon. Cet endroit se distingue souvent de son environnement immédiat par sa structure tissulaire. Vous sentez une petite dépression ou une modification de la consistance du tissu. Il arrive aussi parfois que le point se signale par une sensibilité accrue à la pression.

Les instruments ne sont pas nécessaires

Il existe dans le commerce des instruments très sophistiqués qui permettent de trouver et de manipuler les points d'acupression en se fondant dans la plupart des cas sur le principe de résistance électrique desdits points. Ils sont généralement conçus de telle manière qu'une petite lampe s'allume ou qu'un mécanisme oscillatoire se met en branle au contact du point recherché. Ces instruments ne posent aucun problème d'utilisation, mais ils ont l'inconvénient d'être chers.

Il convient ici de souligner que rien ne remplace la main humaine du point de vue de la sensibilité et du toucher.

Toutefois, en ce qui concerne la manipulation des points d'harmonisation situés sur les doigts et les orteils, de nombreuses personnes recourent à un petit bâton d'acupression.

Les manœuvres

En accompagnement de chaque point d'acupression recommandé, vous trouverez des instructions concises concernant la manœuvre à effectuer. Les différentes manœuvres existantes sont les suivantes :

► Pression

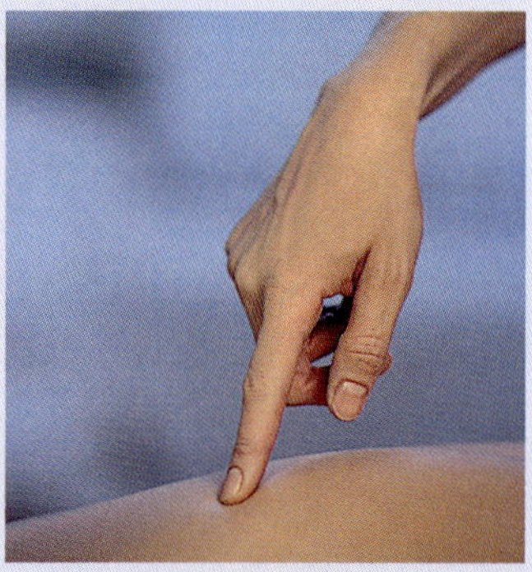

La pression s'exerce à l'aide de la pulpe du pouce, de l'index ou du majeur. La pulpe du doigt est posée sur le centre du point et la première opération consiste à faire un petit massage circulaire dans le sens des aiguilles d'une montre à raison de deux ou trois cercles par seconde. Le contact avec le point doit être maintenu tout du long. Les points situés sur la gouttière unguéale des doigts et des orteils peuvent être manipulés avec un bâtonnet en bois d'acacia ou en cuivre.

La manœuvre la plus fréquente

Intensité :

- En cas de douleurs aiguës ou de premier essai, massez les points en exerçant une pression légère.
- En cas de douleurs chroniques sans dégradation de l'état de santé général, massez en exerçant une pression moyenne.
- Une forte pression du pouce n'est indiquée que dans des cas exceptionnels (et sera mentionnée le cas échéant dans la partie pratique).

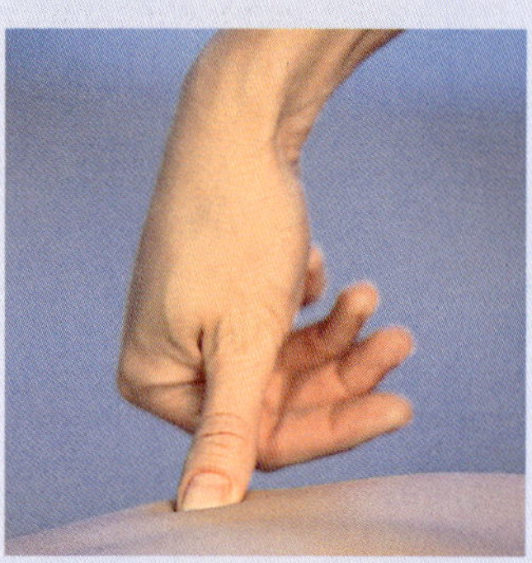

► Tapotement

Cette manœuvre consiste à tapoter sur le point d'acupression avec l'index ou le majeur.

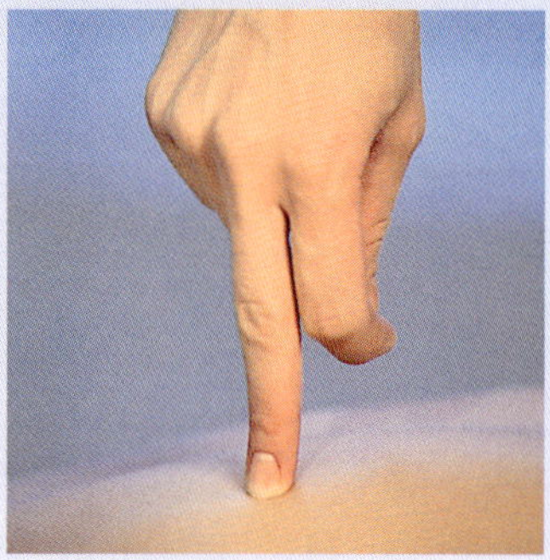

▶ Glissement

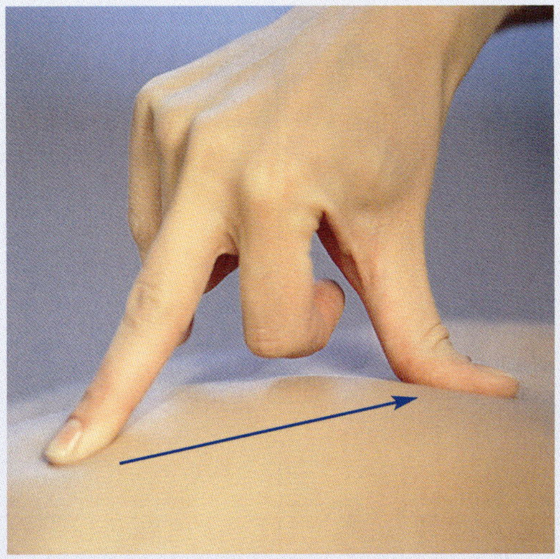

Cette manœuvre consiste à faire glisser l'index ou le majeur le long d'une ligne ou d'une zone. Il est préférable de tendre le doigt.

L'effet dépend de la direction

● Le glissement en direction proximale (en remontant vers le haut du membre ou en allant de la périphérie vers le centre) produit un effet activant.

● Le glissement en direction distale (en allant du centre du corps vers sa périphérie ou du haut d'un membre vers ses extrémités) produit un effet sédatif et disperse les énergies.

▶ Division et réunion

Cette manœuvre consiste à poser les deux pouces joints sur le point d'acupression et de les faire glisser vers l'extérieur en direction opposée, puis de les faire se rejoindre sur le point sans rompre à aucun moment le contact avec la peau.

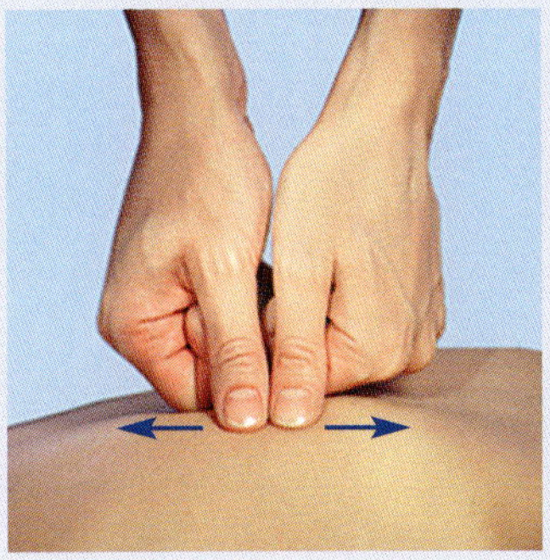

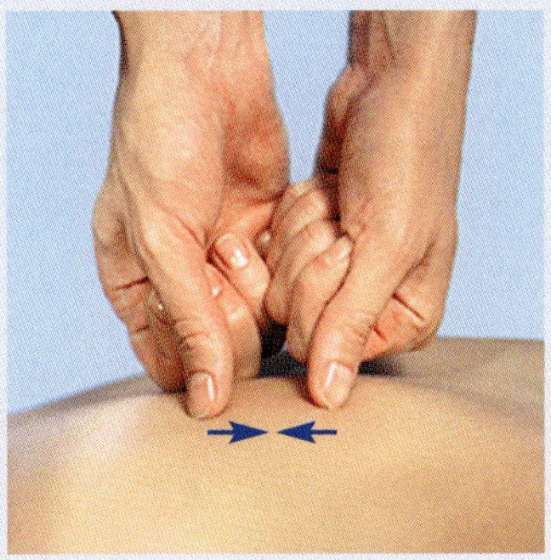

Programmes courts de prévention

L'objectif principal de la médecine chinoise est la conservation de la santé. Aussi, même si vous ne souffrez d'aucun trouble en particulier, vous pouvez avoir recours à l'acupression digitale pour entretenir votre bien-être. Cela nécessite qu'un rapport équilibré règne entre les forces polaires, le Yin et le Yang. La forme énergétique appelée Yin contient la matière, dont notre corps fait partie. La forme énergétique appelée Yang commande l'énergie qui parcourt ce dernier. L'énergie Yang régule l'activité et le repos. Lorsque la commande de l'énergie Yin par l'énergie Yang fonctionne bien, nous disposons d'énergie là où nous en avons besoin. Durant les phases de décontraction et de récupération, nous sommes calmes et détendus et l'énergie circule de façon régulière.

Il existe des exercices simples qui permettent d'entretenir l'équilibre de ces forces et d'éviter l'apparition de dysharmonies graves.

Davantage de vigueur et d'énergie

L'un de ces exercices consiste à manipuler les points situés au début ou à la fin des méridiens pour produire un effet harmonisant. Vous pourrez ainsi conserver une circulation énergétique vigoureuse et compenser facilement les petits déséquilibres énergétiques se produisant forcément dans la vie de tous les jours.

Le programme de 20 minutes

► Les points d'harmonisations des mains et des pieds se trouvent sur les gouttières unguéales des doigts et des orteils.

● Manipulez chacun de ces points aussi bien sur les mains que sur les pieds avec la pulpe du pouce pendant environ une minute. Comptez en tout environ 20 minutes.

● Faites cet exercice deux ou trois fois par semaine.

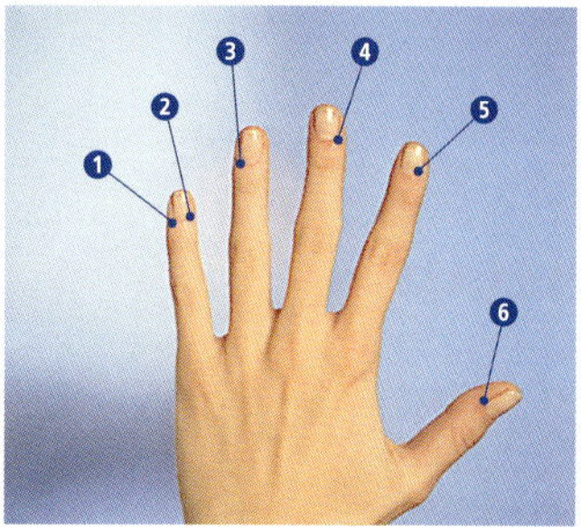

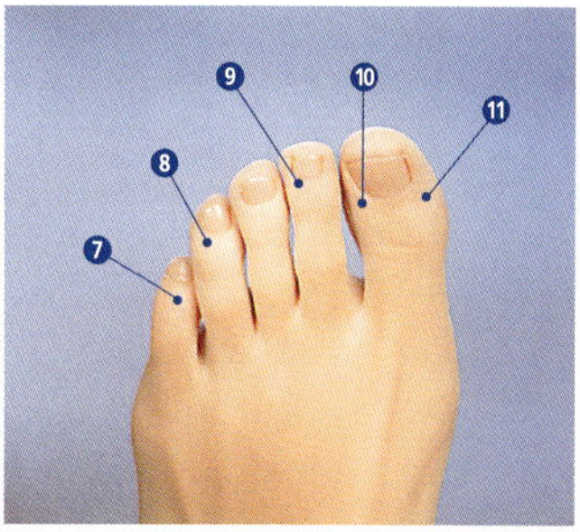

1. Méridien de l'intestin grêle
2. Méridien du cœur
3. Méridien du triple réchauffeur
4. Méridien du Maître du Cœur-Sexualité
5. Méridien du gros intestin
6. Méridien du poumon
7. Méridien de la vessie
8. Méridien de la vésicule biliaire
9. Méridien de l'estomac
10. Méridien du foie
11. Méridien de la rate et du pancréas

Calme et équilibre

Une autre façon simple d'exercer une action préventive est d'activer le potentiel énergétique du Yin et du Yang. Ce n'est que lorsque le Yin (la matière) et le Yang (la régulation, l'ordre), « monture et cavalier », sont en équilibre que nous pouvons nous-mêmes être en équilibre et nous sentir bien portants, actifs et en forme.

L'acupression des centres énergétiques Yin produit une amélioration de la matière et favorise la capacité de résistance du corps. Pour agir sur le commandement des énergies corporelles et donc maximiser le principe Yang, il faut manipuler les endroits du corps qui offrent un accès à l'énergie Yang. Vous renforcerez de cette façon votre résistance psychique et constaterez cet effet bénéfique au plus tard dans un délai de trois semaines.

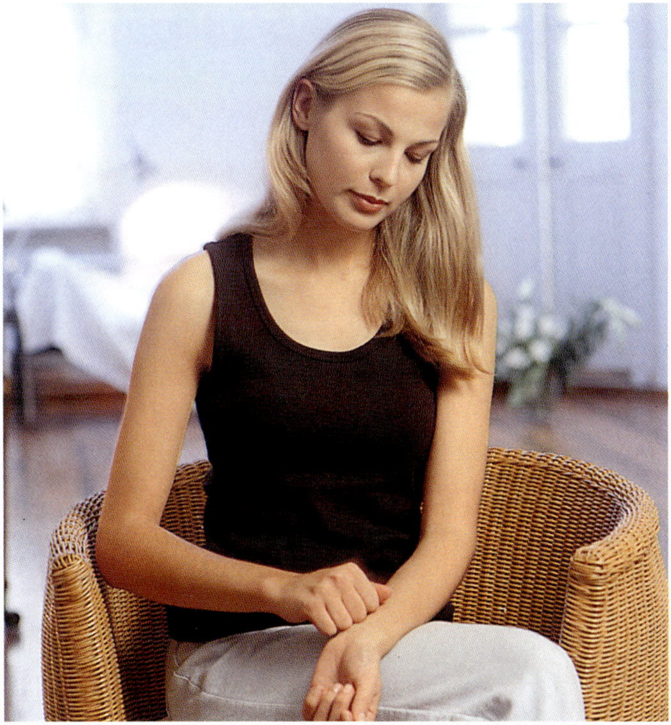

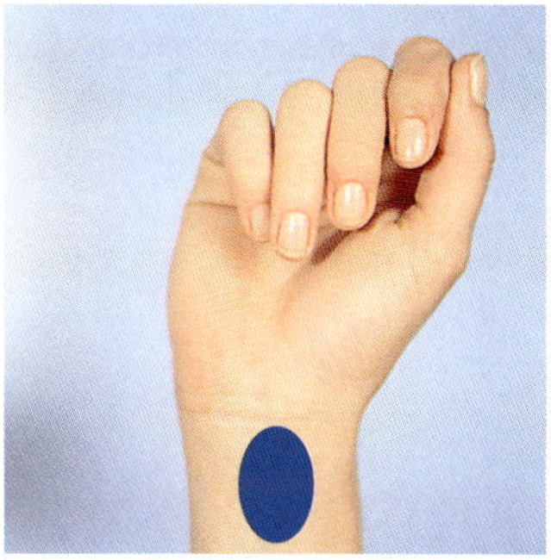

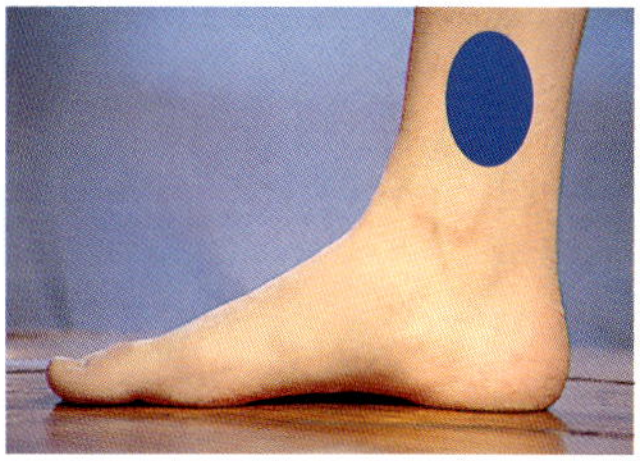

Le programme de 5 minutes

► Les endroits par lesquels il est possible d'influer sur les énergies Yang se trouvent sous le poignet, sur la face intérieure de l'avant-bras, et au-dessus de la malléole interne, sur la face intérieure de la cheville.

● Réchauffez les régions Yin des poignets (en tenant le poing fermé, mais détendu) et des pieds en les frottant délicatement avec le haut ou les jointures des doigts pendant une minute chacune. Il est recommandé de faire cet exercice chaque jour au réveil, avant de se lever.

Programmes courts de prévention

▶ Pour activer les forces Yin et augmenter votre résistance psychique, trois zones-signal peuvent être manipulées au choix.

Pour savoir à laquelle vous réagissez le plus, le mieux est que vous les essayiez toutes les trois.

Elles se trouvent respectivement en bas du sternum (photo ci-dessous), sur la face latérale intérieure du poignet (photode gauche) et derrière le lobe de l'oreille, à environ quatre ou cinq centimètres en direction de l'occiput (photo de droite).

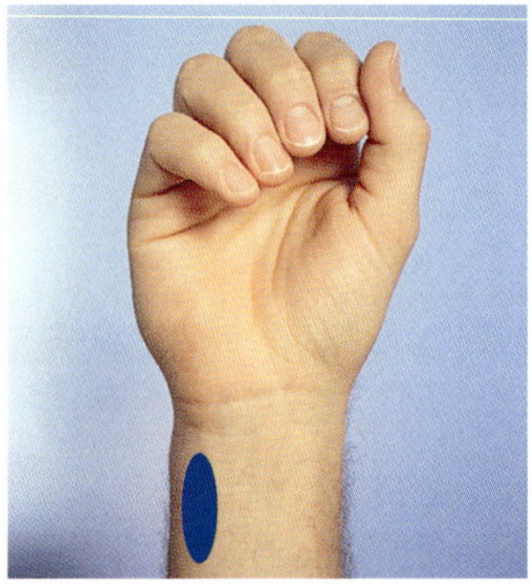

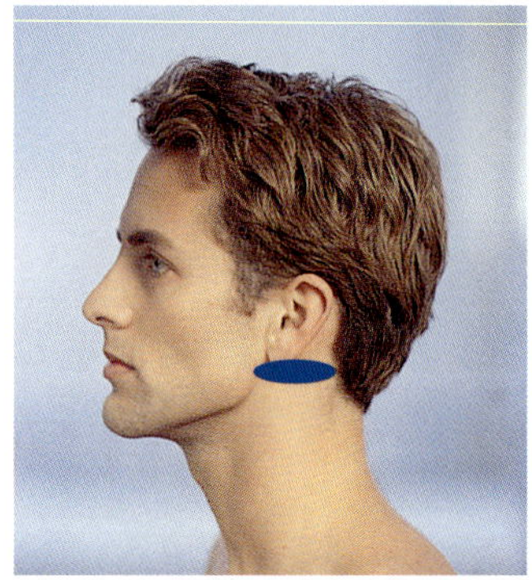

● Frottez la zone Yin de votre choix pendant une minute chaque matin et chaque soir.

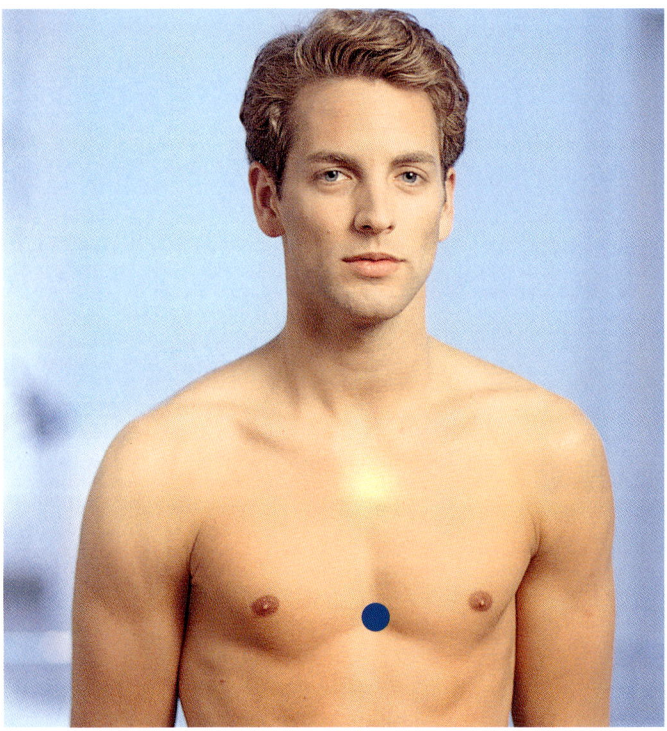

CONSEIL !

Pour augmenter l'effet de ce massage, vous pouvez utiliser quelques gouttes d'huile essentielle de millepertuis le matin et quelques gouttes d'huile essentielle de chardon le soir. Ces deux huiles ont en elles les informations du Yin et du Yang et favorisent la régulation de l'activité (jour) et du repos (nuit).

Les troubles et affections (de A à Z) et leur traitement

La lecture des symptomatologies

La partie pratique de cet ouvrage porte sur le traitement des troubles et des affections qui appartiennent au champ d'action de l'acupression et dont beaucoup de gens souffrent au quotidien à des degrés variables. Ces troubles et affections sont ici classés par ordre alphabétique et font à chaque fois l'objet d'une description symptomatique simple et compréhensible par tous. Sont à chaque fois mentionnées toutes les informations qu'il est nécessaire de connaître pour se soigner soi-même :

- Après la description successive de tous les symptômes suivent des photos représentant les points d'acupression et des informations détaillées quant aux manœuvres à effectuer, à leur durée et à l'intensité de la pression à exercer.
- Pour certaines affections, des indications sont en outre données concernant le traitement de troubles apparentés au moyen de l'acupression digitale ou d'autres méthodes thérapeutiques naturelles. Ces troubles figurent dans l'index de la page 94.

En suivant ces indications, vous pourrez dans de nombreux cas accélérer le processus de guérison.

- Le présent ouvrage ayant pour principal objectif de vous aider à vous soigner vous-même, les points d'acupression digitale présentés sont ceux qui sont le plus facilement accessibles, tout en étant très efficaces. Les points d'acupression vous sont présentés sous dénomination française traduite du chinois, d'où leur caractère souvent très imagé.

■ Avant chaque séance, rappelez-vous les douze règles thérapeutiques (page 34) et assurez-vous que toutes les conditions sont remplies pour obtenir les résultats escomptés.

IMPORTANT

La durée indiquée pour chaque manipulation vaut toujours pour un point en particulier. Si vous manipulez plusieurs points, veillez à ne jamais dépasser une durée totale de 12 à 15 minutes.

Angoisses

Les angoisses, dont la cause n'est pas toujours facile à élucider, se manifestent souvent par des symptômes corporels, tels que la sudation, des douleurs spasmodiques dans la poitrine, une oppression respiratoire, une agitation généralisée, un état apathique, des vertiges ou des difficultés à s'endormir. Lorsque ces symptômes ne se produisent que sur des périodes courtes et espacées, il ne faut pas leur attacher trop d'importance.

■ En cas de récurrence ou de prolongation des symptômes, il convient en revanche de consulter un médecin.

Les angoisses peuvent être liées à nombre d'affections dont les causes ne sont pas forcément organiques. A contrario, la plupart des troubles psychiques que l'on regroupe sous la dénomination courante de dépression (abattement, mélancolie, apathie, etc.) peuvent avoir des causes physiologiques. Dans ce cas, il faut traiter en même temps le trouble physique incriminé.

■ Accompagnez le traitement de mesures naturelles : alimentation complète et équilibrée, relaxation, exercices respiratoires, etc. Vous parviendrez de cette à façon à lutter plus efficacement contre les causes psychiques des angoisses et à rétablir l'équilibre de vos forces.

Le traitement

▶ La réussite de l'acupression digitale ne peut pas être constatée du jour au lendemain. Procédez calmement et de manière conséquente à la manipulation des points et observez vos réactions durant deux ou trois semaines d'affilée.

IMPORTANT

En cas d'humeur maussade (abattement), ne manipulez jamais les points de sédation !

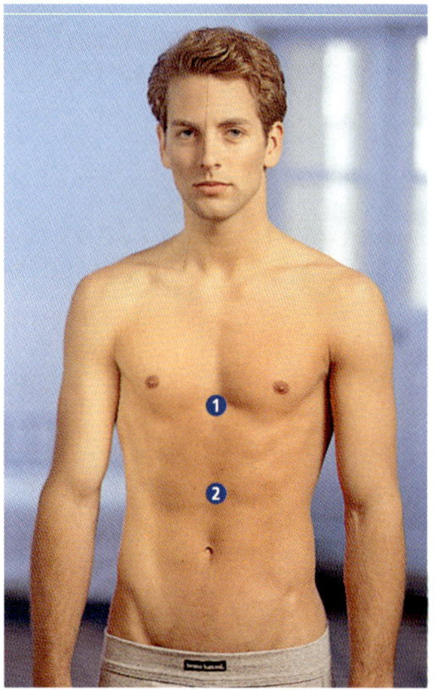

❶ Manipulez Queue de pigeon (point d'équilibrage des énergies situé en bas du sternum) jusqu'à quatre fois par jour pendant 5 à 7 minutes en exerçant une pression alternative moyenne à forte avec le majeur en direction du cou.

❷ Manipulez Centre de l'estomac en combinaison avec Porte divine (page 45) et Queue de pigeon pendant 3 minutes en exerçant une pression moyenne.

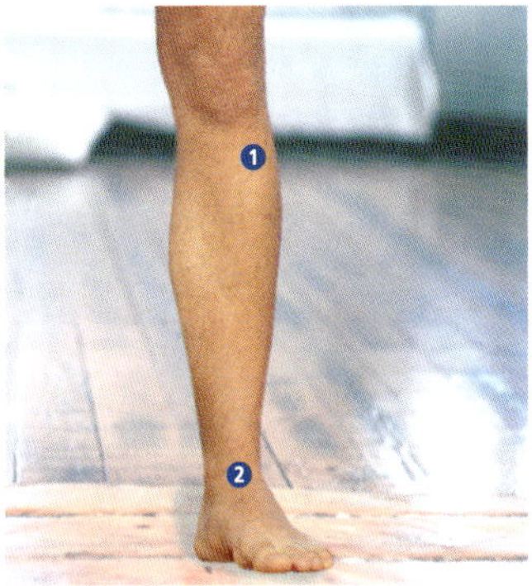

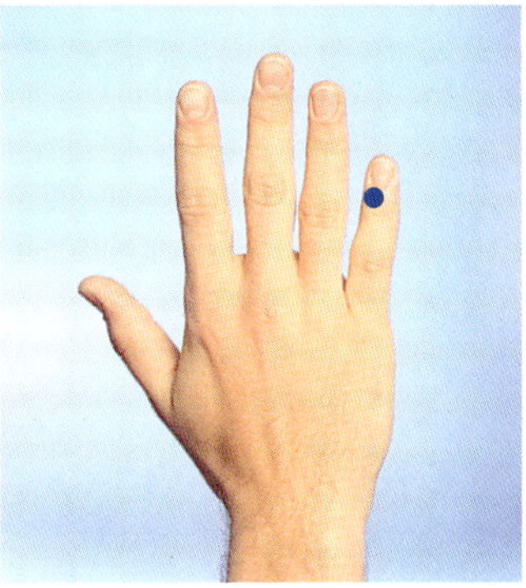

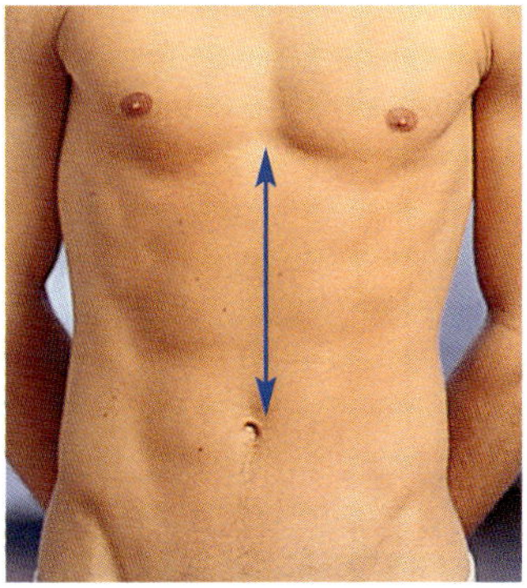

❶ Manipulez Indifférence divine (quatre largeurs de doigt sous la fosse extérieure du genou) le matin avec de l'huile essentielle de millepertuis (signal d'activité) et le soir avec de l'huile essentielle de chardon (signal de repos) pendant 8 minutes en exerçant une pression légère à moyenne.
La manipulation de Indifférence divine permet d'équilibrer les forces du système neurovégétatif et donc de réagir de façon plus détendue aux contraintes du quotidien. Le nom de ce point laisse deviner combien son efficacité est grande.
❷ Exercez une pression moyenne sur Ruisseau au dégel (point d'activation) pendant 5 minutes.

● Exercez une forte pression sur Grosse vague (point d'activation) pendant 3 minutes.

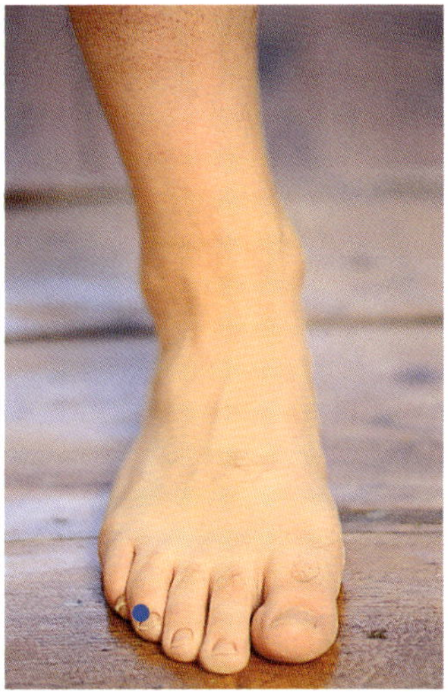

● Exercez une forte pression sur Passage menant au Yin (point d'activation) pendant 5 minutes.

● Faites glisser vos doigts de Porte divine (nombril) jusqu'à Queue de pigeon pendant 5 minutes en exerçant une légère pression.

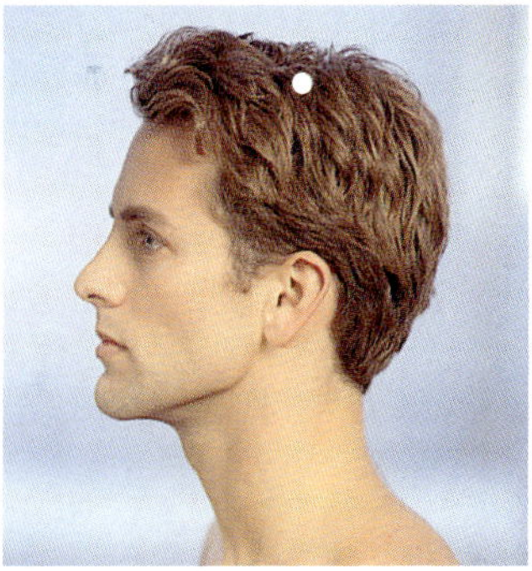

● Exercez une légère pression sur Devant du crâne (trois largeurs de doigt avant le point de jonction de l'axe de symétrie du corps et de la ligne reliant les deux oreilles en passant par le sommet du crâne) pendant 3 à 5 minutes.

Appétit (manque d')

Le manque d'appétit ou inappétence constitue le plus souvent un trouble passager. Si toutefois il se prolonge, c'est peut-être là le signe d'un problème plus grave (par exemple, le début d'une maladie infectieuse).

■ Il convient dans ce cas de consulter un médecin.

Chez les enfants le manque d'appétit périodique est souvent lié à la croissance. En cas de perte de poids importante (20 % ou plus par rapport au poids normal), il convient de consulter rapidement un médecin généraliste ou un pédiatre. L'anorexie dont souffrent parfois certains adolescents a des causes psychiques et nécessite un suivi psychologique spécifique. En cas de charge pondérale insuffisante, le corps dispose le moment venu, par exemple en cas de grippe, de trop peu de force pour se défendre. Une inappétence de courte durée peut également être une réaction naturelle du corps lorsqu'il souffre de troubles digestifs. Enfin les difficultés rencontrées à l'école peuvent, elles aussi, être source de manque d'appétit chez les enfants.

Le traitement

► L'acupression digitale est surtout efficace en cas d'inappétence d'origine psychique.
Elle permet de réactiver les mécanismes naturels de commande de l'appétit. À pratiquer de préférence 20 minutes avant chaque repas !

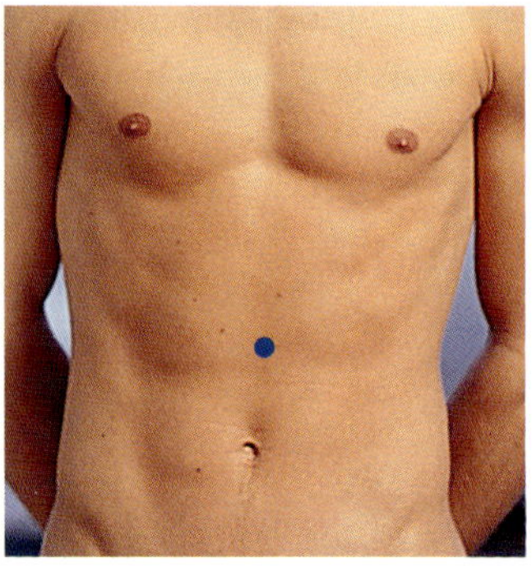

● Exercez une légère pression sur Centre de l'estomac (situé entre le nombril et le sternum, sur l'axe de symétrie du corps) de bas en haut pendant 3 minutes.

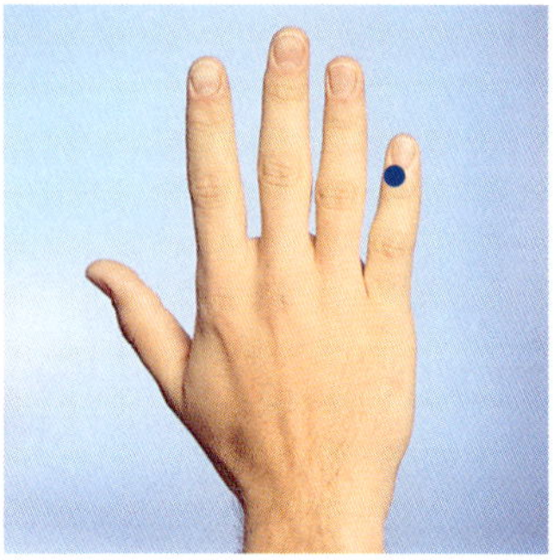

Surtout en cas d'inappétence d'origine psychique :
● Exercez une forte pression sur Grosse vague (sur la gouttière unguéale de l'auriculaire) durant 5 minutes.

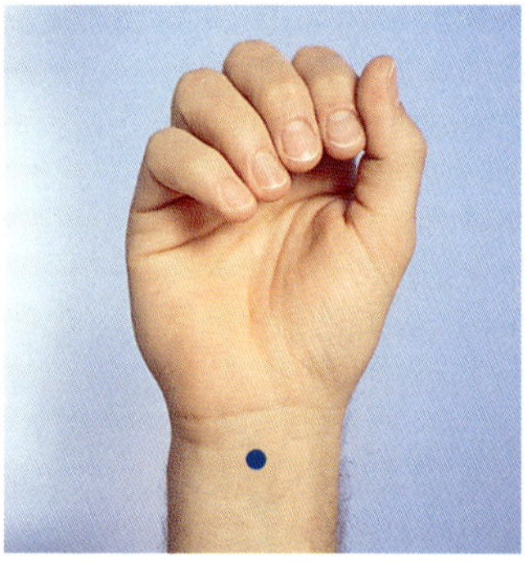

● Exercez une légère pression sur Rempart intérieur (sous le poignet) pendant 5 à 7 minutes.

Articulations douloureuses

En dehors des blessures (comme, par exemple, une entorse), les douleurs articulaires sont le plus souvent provoquées par des troubles liés aux rhumatismes. Les causes des rhumatismes ne sont pas encore parfaitement élucidées. On pense qu'il peut s'agir d'infections, mais également de l'usure, de dispositions héréditaires, d'une alimentation carencée, de troubles du métabolisme ou de baisses de la température du corps.
En cas d'inflammation due à un mouvement répétitif, le ligament tendineux exerce une pression douloureuse sur les cordons nerveux qui se trouvent en dessous.

Le traitement

► L'acupression digitale permet de traiter les douleurs provoquées par les processus inflammatoires touchant les articulations. Elle exerce, de plus, une influence bénéfique sur la limitation de la mobilité, les tuméfactions et les raideurs articulaires.

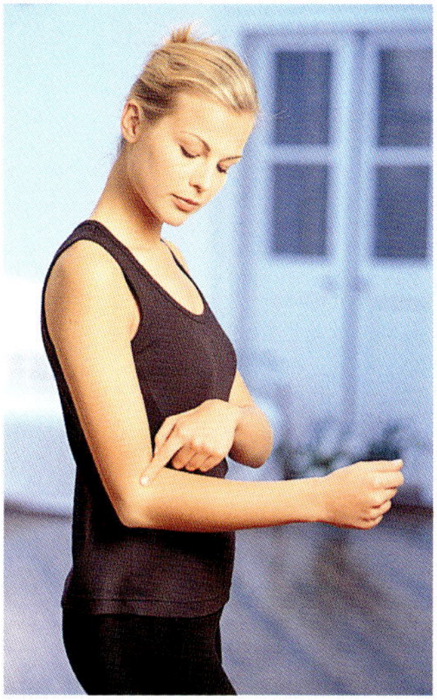

● Exercez une pression moyenne sur Courbe de l'Étang (page 55) pendant 5 à 10 minutes.

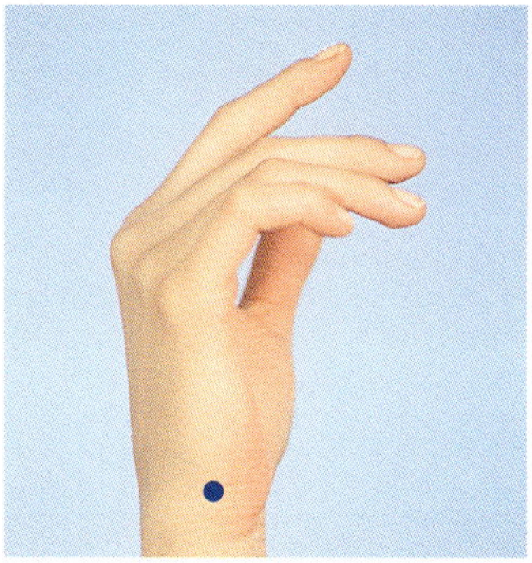

● Exercez une forte pression sur le carpe pendant 5 à 10 minutes.

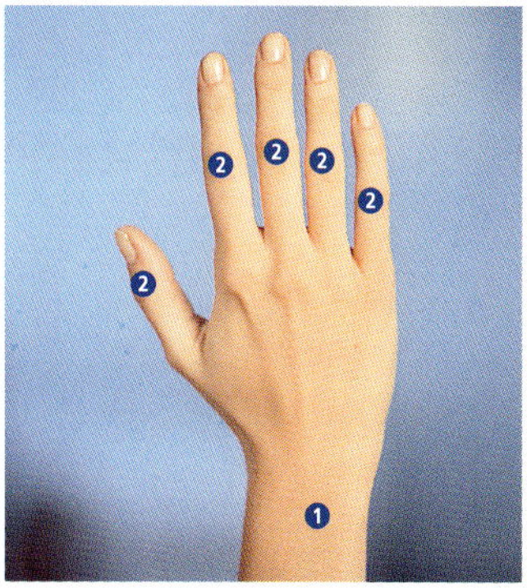

❶ Exercez une forte pression sur Frontière extérieure (deux largeurs de doigt en dessous du poignet, entre le radius et le cubitus) pendant 5 minutes.
❷ Manipulez les points spéciaux situés sur les premières articulations phalangiennes des doigts en exerçant une pression moyenne avec le pouce (le doigt étant fermement maintenu par l'index de la main opposée). Lorsque tous les doigts sont touchés, la médecine chinoise préconise de traiter dans l'ordre suivant : annulaire, pouce, majeur, index, auriculaire.

Bégaiement

Il est intéressant de constater que les hommes sont quatre fois plus nombreux à bégayer que les femmes. Ce problème d'élocution n'est pas transmis par les gènes, même si certaines familles sont plus touchées que d'autres. Dans la plupart des cas, le bégaiement est d'origine psychique (voir Angoisses, page 44) et déclenché par la crainte et les tensions nerveuses. Chez les enfants, il s'agit d'un problème passager lié au développement, et il convient de ne pas l'aggraver en en faisant trop grand cas. Les tensions et les disputes familiales augmentent la tendance au bégaiement ! C'est vers l'âge de 4 ou 5 ans que le bégaiement doit commencer à se résorber de lui-même pour finir par disparaître complètement.

■ Si ce n'était pas le cas et que votre enfant continue à présenter des problèmes d'élocution, il est recommandé d'en rechercher la cause en vous adressant à un pédiatre.

Le traitement

► L'acupression digitale peut venir compléter un traitement par un travail sur les conditions qui permettent à l'enfant de régler sa parole sur sa respiration. Il est bon que les enfants apprennent à se soigner eux-mêmes. Pour être vraiment efficace, l'acupression doit être pratiquée sur une longue période et les points indiqués ci-après doivent être manipulés matin et soir.

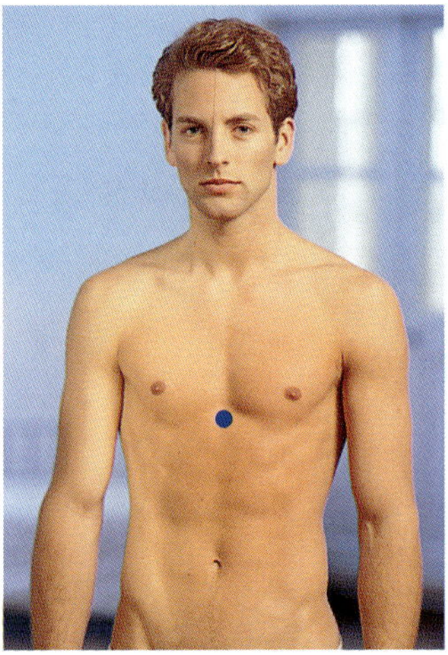

● Exercez une pression moyenne sur Queue de pigeon pendant 10 minutes.

CONSEIL !

En complément, vous pouvez aussi manipuler Indifférence divine (voir page 82).

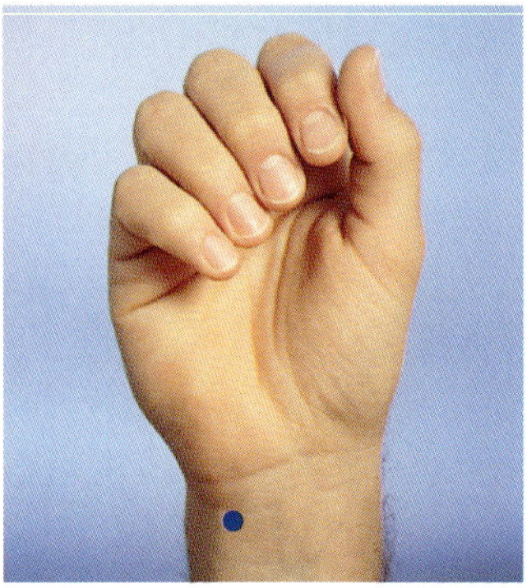

● Exercez une pression moyenne sur Lien avec le monde intérieur (à une largeur de pouce au-dessous du poignet) pendant 3 à 5 minutes.

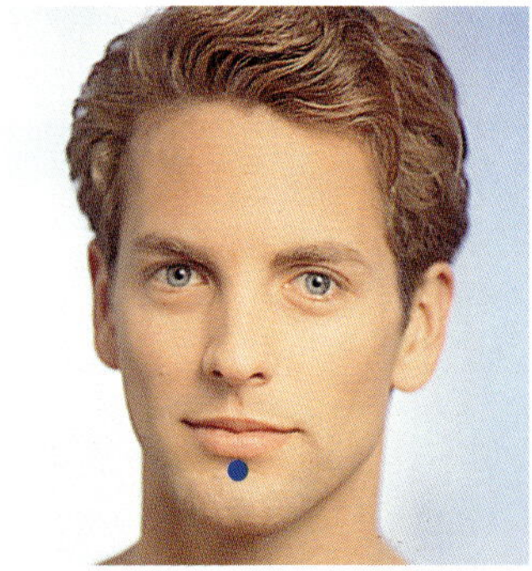

● Exercez une forte pression sur Nourriture liquide (entre la lèvre inférieure et le menton) pendant 2 ou 3 minutes.

Céphalées, migraines, migraines frontales

Les maux de tête ne constituent pas une maladie, mais un symptôme. Céphalées et migraines peuvent avoir de nombreuses causes, allant de la fatigue excessive à une paresse de la vésicule biliaire en passant par la faim, les conditions météorologiques et les problèmes oculaires. Chez les femmes, elles peuvent aussi être d'origine hormonale.
Par des maux de tête, le corps signal que quelque chose ne va pas — la douleur joue le rôle de signal d'alarme.

■ Si la manipulation des points indiqués n'apporte pas de soulagement ou ne parvient pas à empêcher les maux de tête de revenir, il est indispensable de consulter un médecin, car céphalées et migraines sont souvent l'indice de troubles organiques ou d'un problème chronique pouvant déboucher sur des troubles organiques.

Pour pouvoir traiter efficacement les maux de tête, il faut tout d'abord en déterminer la cause. Il convient de se demander ce qui peut faire mal à la tête. Souvent nous la surmenons. Nous voulons tout avoir en tête, tout réaliser avec la tête (entendement) — en un mot « nous nous prenons la tête ».
D'un point de vue holistique, les maux de tête sont aussi le signe que l'équilibre est rompu entre le haut et le bas, entre la sphère de l'entendement et celle de la sensibilité, entre le penser et l'agir.
Dans quelques cas, la tête est elle-même directement à l'origine des maux de tête et la médecine classique, qui privilégie le traitement des symptômes, est alors incapable de résoudre le problème, ni même de proposer des mesures préventives efficaces.
Il ne sert pas à grand-chose de chercher à lutter contre les maux de tête avec des antalgiques car ces médicaments ne peuvent produire qu'une atténuation momentanée des symptômes et ont souvent des effets secondaires indésirables. Il est donc préférable de n'y recourir qu'exceptionnellement.
● Surveillez votre digestion, faites régulièrement de l'exercice à l'air libre et essayez de contrebalancer le stress de la vie quotidienne par des exercices de relaxation.

Les quatre types de maux de tête

● Céphalées passagères, liées à une situation donnée (il suffit souvent dans ce cas de se relaxer et de prendre à un peu l'air).
● Céphalées liées à des troubles organiques, tels que des troubles gastriques, ou à un syndrome cervical. C'est au médecin qu'il revient d'en déterminer les causes !
● La migraine, violente céphalée revenant périodiquement, s'accompagne souvent de nausées, de vomissement et de troubles oculaires. Entre les crises, le patient se sent en revanche très bien.
● Céphalées consécutives à des blessures, comme par exemple des lésions hémorragiques.

Le traitement

▶ Acupression digitale en cas de céphalée crânienne ou occipitale (voir également Problèmes de colonne vertébrale, page 52).

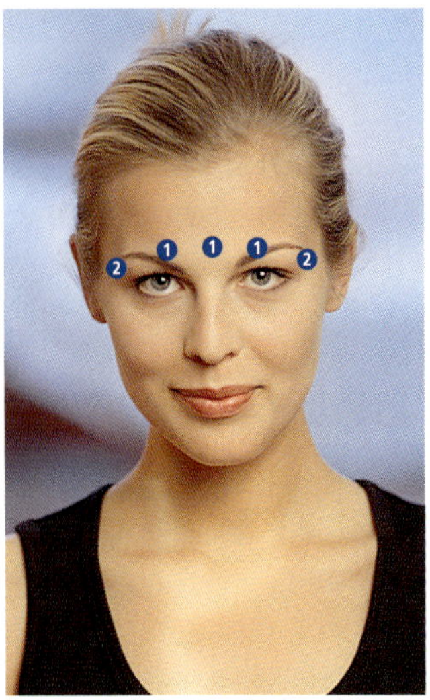

❶ Appuyez sur les points spéciaux afin de faire partir la douleur dans tous les sens par « trituration ».

❷ En cas de céphalée ou de migraine due à un état de tension, exercez une pression moyenne sur Queue du poisson (à l'extrémité extérieure des sourcils ; forme une légère dépression) pendant 5 minutes.

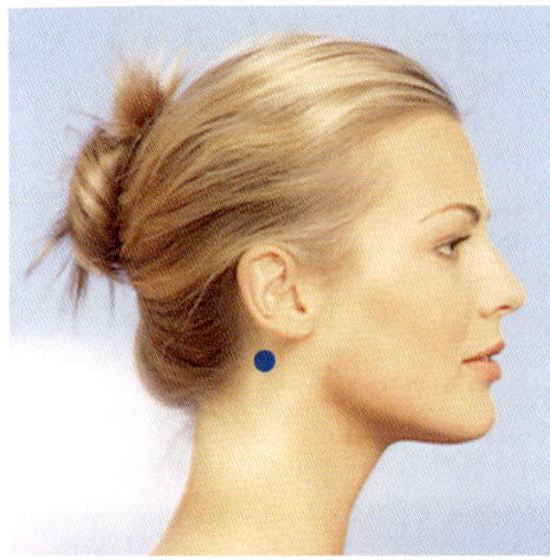

● En cas de début de céphalée, exercez une pression moyenne sur Étang du vent (en dessous du crâne, le sterno-cléido-mastoïdien et le trapèze) pendant 3 minutes.

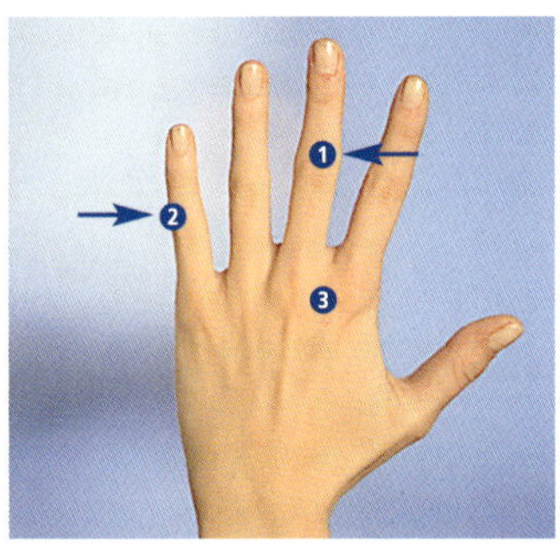

❶ Exercez une forte pression sur le point vertical (face intérieure du majeur, sur la jointure du milieu) et sur le point occipital (❷, face extérieure de l'auriculaire, sur la jointure du milieu) pendant 5 minutes dans le sens des flèches.

❸ Exercez une forte pression sur le point cervical (entre les articulations basales de l'index et du majeur) pendant 5 minutes.

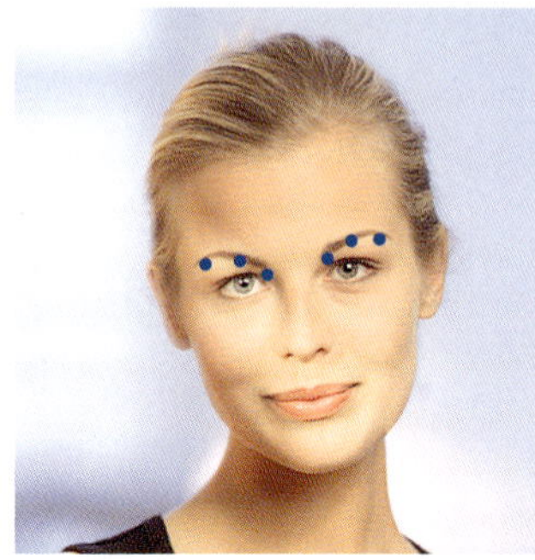

● En cas de forte céphalée ou de migraine, appuyez sur chacun des points oculaires en allant de l'intérieur vers l'extérieur ; en complément, massez délicatement et de façon rythmée les autres points douloureux.

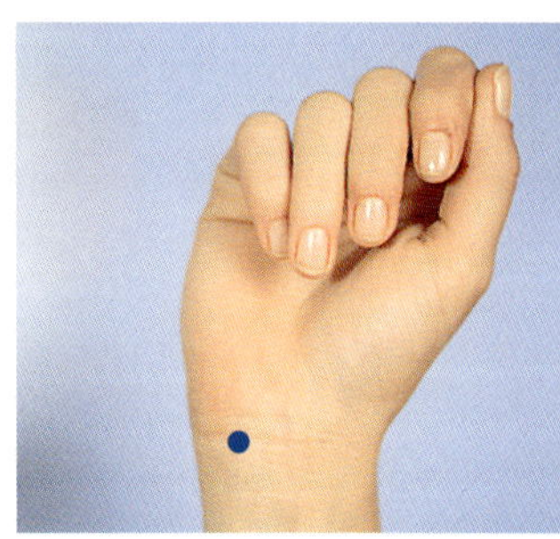

● Exercez une pression moyenne sur Porte divine (point énergétique de compensation) pendant 5 minutes.

Céphalées, migraines, migraines frontales

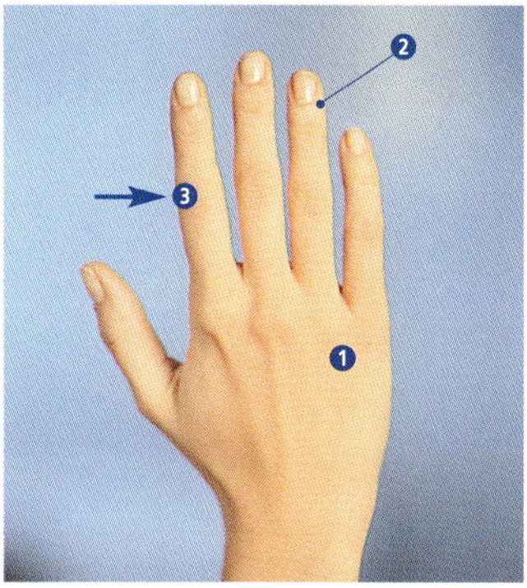

❶ Pour soulager les douleurs, exercez une pression moyenne sur Île du milieu pendant 5 minutes.

❷ En cas de céphalée liée à une situation tendue, exercez une pression moyenne sur Point limite de l'attaquant pendant 3 minutes.

❸ Exercez une forte pression sur le point sincipital (face intérieure de l'index, sur la jointure du milieu) pendant 5 à 10 minutes dans le sens des flèches.

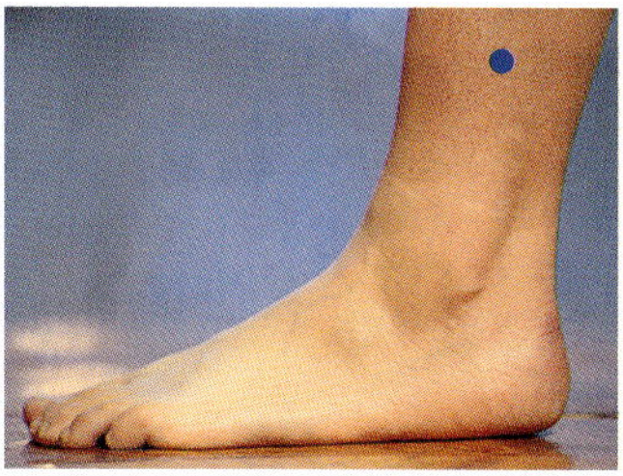

● Pour détendre les tensions, exercez une pression moyenne sur Cloche pendante (cinq largeurs de doigt au-dessus de la malléole externe, que le rebord du péroné) pendant 3 minutes.

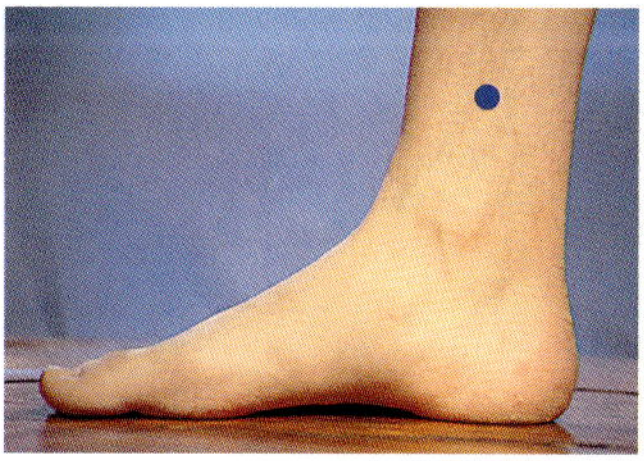

● En cas de céphalée d'origine hormonale ou survenant durant la menstruation, exercez une pression de plus en plus marquée sur Rencontre des 3 Yin en plus des points oculaires pendant 5 à 10 minutes.

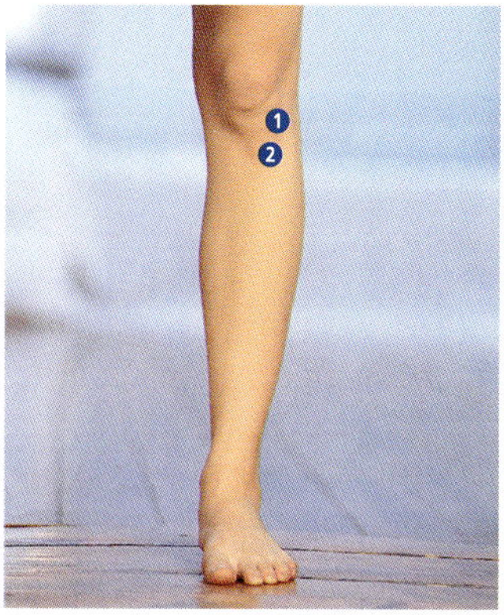

❶ Pour supprimer les spasmes, exercez une forte pression sur Source de la colline Yang pendant 10 minutes.

❷ Pour harmoniser le psychisme, exercez une forte pression sur Indifférence divine pendant 10 minutes.

IMPORTANT

Ne manipulez pas trop de points à la fois ! En cas de maux de tête, attendez 20 minutes entre chaque manipulation ! Il se peut que vous mettiez un certain temps à trouver les points auxquels vous réagissez le mieux. Les points à manipuler ne sont en outre pas les mêmes selon que les céphalées sont provoquées par un état d'irritation ou d'angoisse (Indifférence divine ou Porte divine) ou, chez les femmes, par la menstruation (Rencontre des 3 Yin). Donnez-vous le temps de découvrir les combinaisons de points qui vous conviennent !

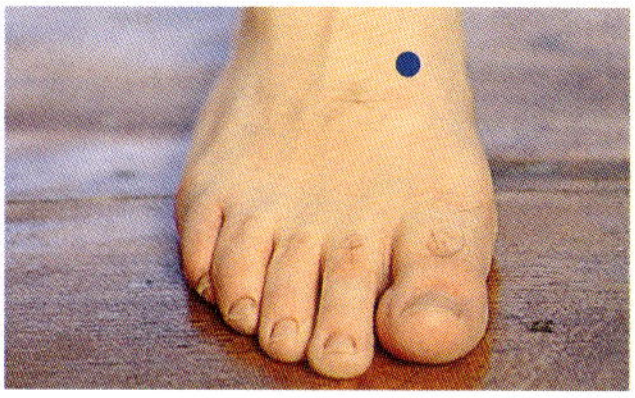

● Si la douleur devient insupportable, exercez une forte pression sur Attaque suprême.

Colonne vertébrale, bras et épaules douloureux

La colonne vertébrale constitue le principal axe locomoteur du corps. Aussi les troubles la concernant entraînent-ils toujours une diminution de la mobilité générale. Des raideurs musculaires qu'un simple massage suffit à supprimer aux discopathies graves en passant par les déformations de la colonne vertébrale, l'éventail des troubles est très large (voir aussi Mal de dos, page 58, et Douleurs, page 59).

■ Pour éviter les problèmes graves ou remédier à ceux qui se posent déjà, il est recommandé de consulter un spécialiste.

CONSEIL !

Mouvez doucement votre colonne vertébrale et étirez-vous, comme le font les chats au réveil, afin d'oxygéner vos disques intervertébraux.

Le traitement

► L'acupression digitale permet de soulager sensiblement les douleurs éprouvées dans la région vertébrale.

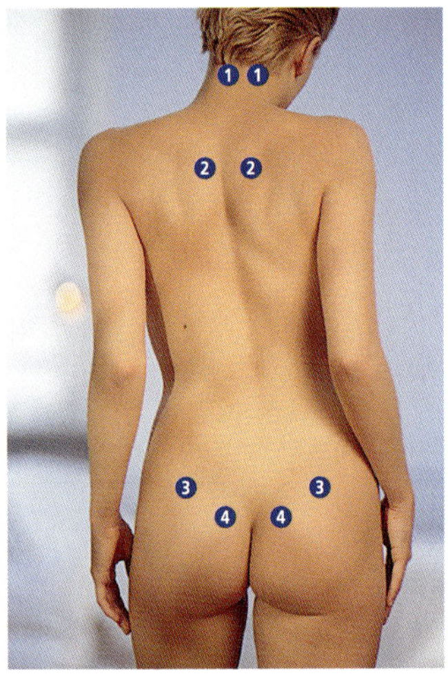

❶ Divisez et réunissez Colonne céleste (à la naissance du cuir chevelu dans la nuque, sur le bord extérieur du trapèze) pendant 5 minutes en exerçant une pression moyenne.
❷ Divisez Mur tordu (sur l'extrémité supérieure intérieure de l'omoplate) pendant 5 minutes en exerçant une pression moyenne.
❸ Exercez une pression légère à forte sur le point spécial KA-TE pendant 10 à 15 minutes.
❹ Divisez et réunissez Gouttière supérieure (sur le foramen supérieur du sacrum) pendant 5 à 10 minutes en exerçant une pression moyenne.

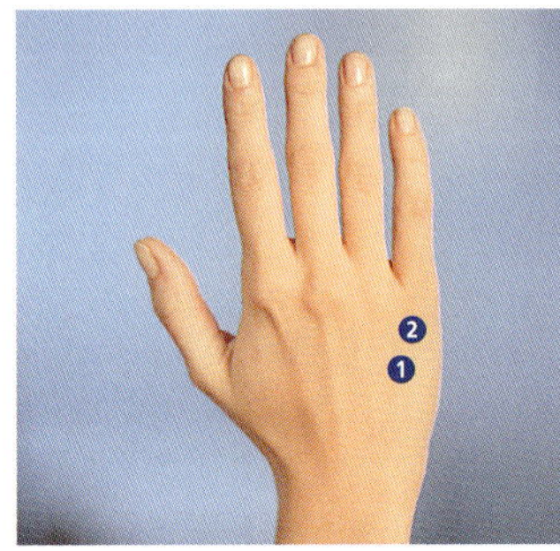

❶ Exercez une forte pression sur Île du milieu et ❷ le point spécial situé sur le dos de la main pendant 5 minutes.

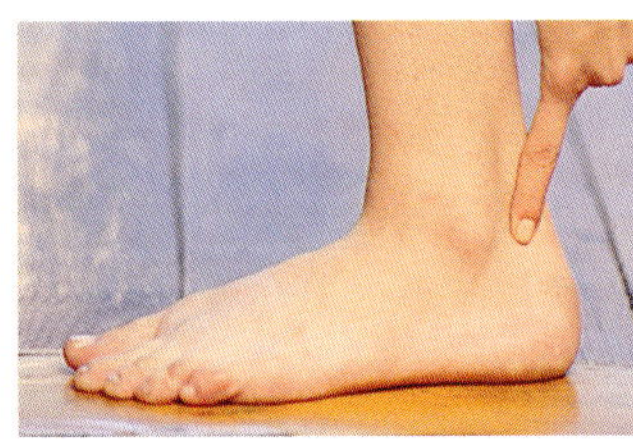

● Exercez une forte pression sur Haute montagne du Tibet (point maître de la douleur, page 71) pendant 5 minutes.

■ « Triturez » les zones douloureuses en exerçant une pression. croissante. En complément, manipulez Haute montagne du Tibet et le point spécial situé sur le dos de la main.

Concentration (difficultés de), concentration médiocre

Que ce soit au travail, à la maison ou à l'école, la multiplicité des facteurs qui, tout au long de la journée, exercent sur nous une influence fait qu'il nous est souvent difficile de nous concentrer longtemps sur quelque chose. La question de l'adéquation entre ce que l'on doit faire et ce que l'on a vraiment envie de faire joue aussi ici un rôle important.

Le traitement

► À moins que la difficulté de concentration ne soit due à un trouble fonctionnel du cerveau, que seul un médecin peut diagnostiquer et traiter, l'acupression digitale aide à compenser les déficits énergétiques dans la région cérébrale. Il est recommandé de soumettre les enfants qui ont du mal à se concentrer à l'école à une séance d'acupression de 10 minutes chaque matin en procédant le plus calmement possible.

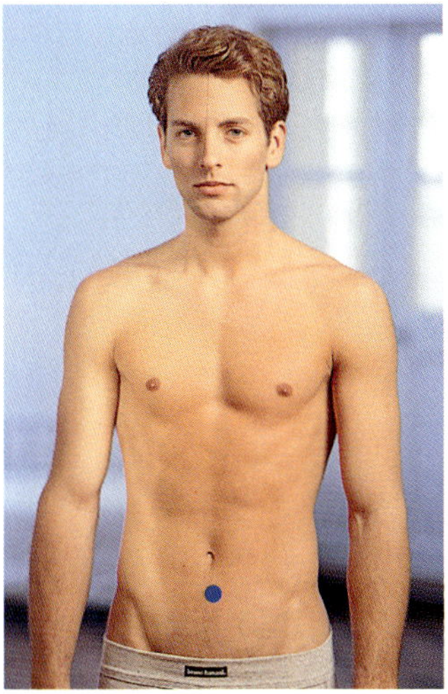

● Mer d'énergie (principal point énergétique situé à deux ou trois largeurs de doigt du nombril, voire quatre ou cinq chez les personnes enveloppées) peut être activé de temps à autre par pression du pouce et de l'index. Divisez pendant 5 minutes en exerçant une pression moyenne.

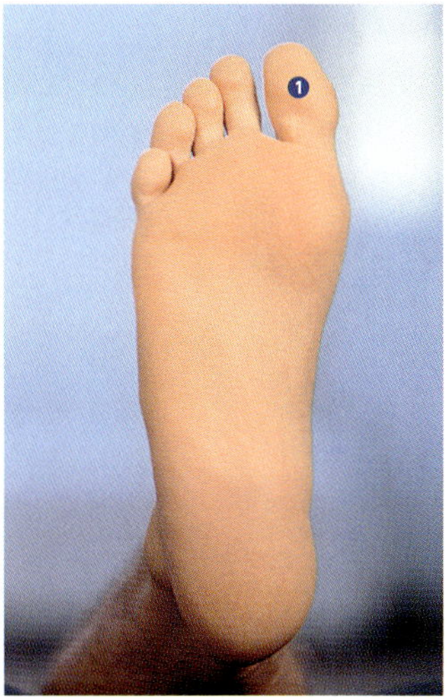

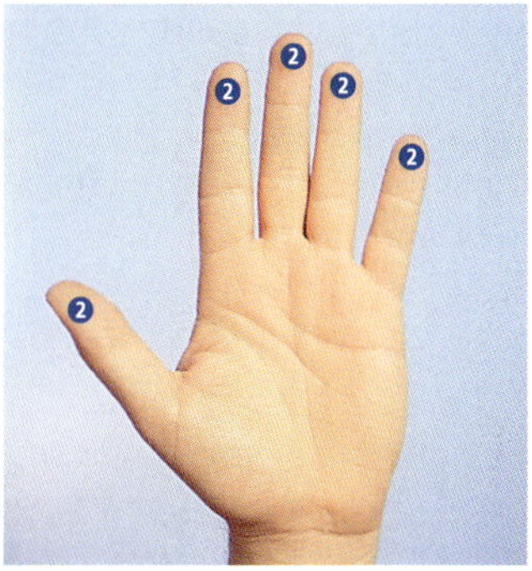

❶ Exercez une pression moyenne sur la zone spéciale du gros orteil et les zones spéciales des orteils (❷) pendant 5 à 10 minutes, de préférence une fois le matin et une fois le soir.

■ Ces points sont en rapport réflexe avec la glande hypophyse, qui commande les glandes hormonales.

Constipation

En plus des infections intestinales, des troubles fonctionnels des glandes parathyroïdes, de l'inadéquation de l'alimentation et des carences en potassium, la constipation peut également avoir pour cause des problèmes psychiques.

La médecine holistique décrit les constipés comme des personnes très ordonnées, réservées, avares, soucieuses de rentabilité et craintives.

La constipation est une réalité qui recouvre aussi bien la lenteur du transit que les spasmes du côlon. Lorsque la digestion se fait bien, le passage à la selle a normalement lieu une fois par jour.

■ Faites de l'exercice régulièrement et adaptez votre alimentation aux besoins de votre métabolisme en mangeant notamment des fibres en quantité suffisante. Il est recommandé de n'avoir recours aux laxatifs que sur avis médical, car l'intestin s'y habitue (voir aussi Troubles stomacaux et intestinaux, page 61).

Le traitement

► L'acupression digitale permet de réguler le transit.

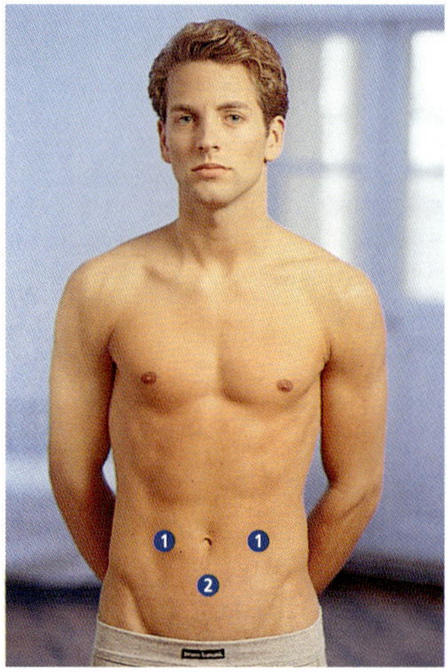

❶ Exercez une légère pression sur Axe céleste pendant 2 à 4 minutes.

❷ Exercez une pression moyenne sur Mer d'énergie pendant 5 minutes.

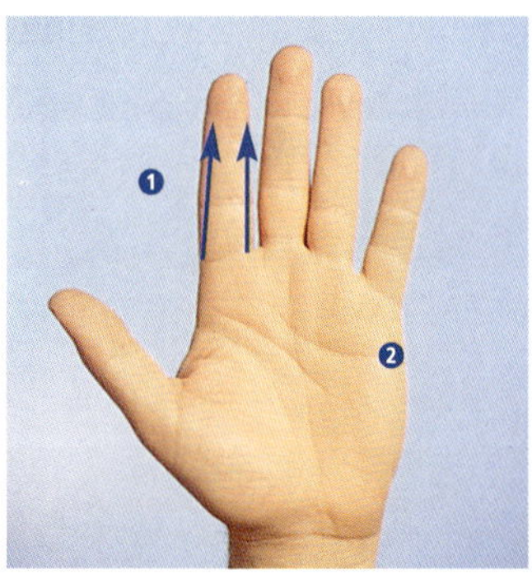

❶ Faites glisser vos doigts sur la zone spéciale de l'index (en direction du bout), 10 fois sur chaque main.

❷ Exercez une forte pression sur Sillon postérieur pendant 5 minutes.

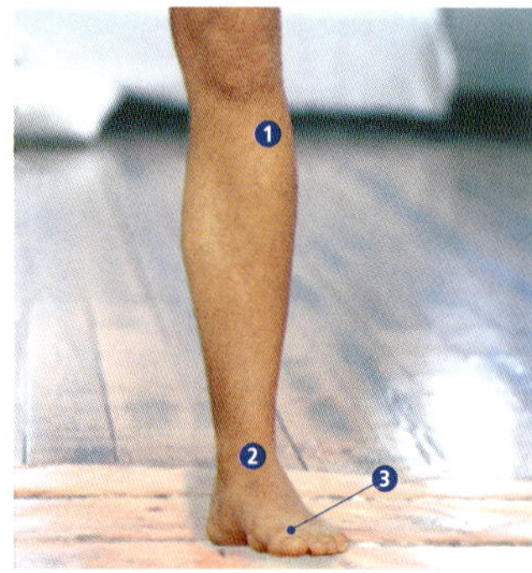

❶ Pour produire un effet antispasmodique sur les muscles intestinaux, exercez une forte pression sur Indifférence divine (ou Courbe de l'étang, page 62) pendant 10 minutes.

❷ Pour stimuler le transit, exercez une pression moyenne à forte sur Ruisseau au dégel pendant 5 minutes.

❸ Pour un effet stimulant, vous pouvez également manipuler Grande vérité en exerçant une pression moyenne pendant 5 minutes.

CONSEIL !

En complément, vous pouvez aussi manipuler Creux du vallon (page 83).

Coudes douloureux

Des mouvements répétitifs ou un surmenage dû à la mauvaise exécution d'un mouvement sont souvent la cause directe des douleurs au coude. Certains sports et certaines activités professionnelles posent le problème de la répétition continuelle d'un même geste qui finit par provoquer une irritation ou une inflammation dans la région de l'apophyse articulaire, à laquelle sont reliés les tendons et les muscles de l'avant-bras (tennis-elbow).

Il arrive souvent que les douleurs au coude soient accompagnées de problèmes cervicaux (voir Colonne vertébrale, bras et épaules douloureux, page 52). En cas de tennis-elbow aigu, on peut constater les phénomènes suivants : inflammations, dépôts calcaires, dégénérescence douloureuse des ligaments articulaires et douleurs nerveuses. Le traitement médical doit donc prendre tout cela en charge ! L'acupression digitale aide à lutter contre le processus inflammatoire et atténue les douleurs aiguës.

■ L'origine de votre tennis-elbow (épicondylite huméro-radiale) doit être déterminée par un orthopédiste !

Le traitement

► La principale manipulation porte sur le point locus-dolendi (« lieu de la douleur »), qui, comme son nom l'indique, est situé dans la région douloureuse.

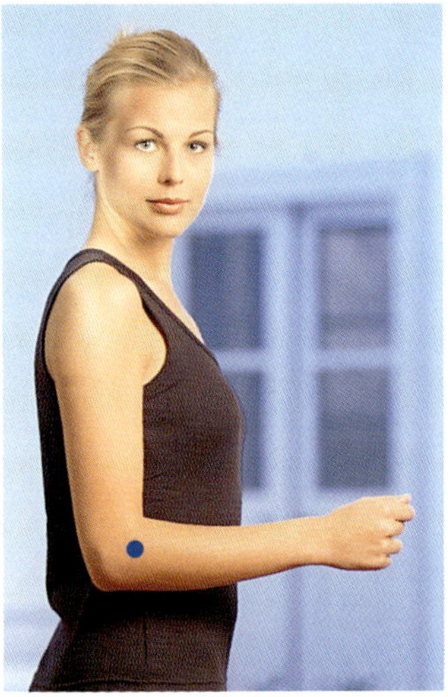

● Exercez une pression moyenne sur Courbe de l'étang pendant 10 minutes.

Le mieux est de poser le coude douloureux dans la paume de la main opposée et d'appuyer avec le majeur tout en faisant faire à la main correspondant au coude à traiter de petites rotation (comme lorsque l'on tourne une clé dans une serrure).

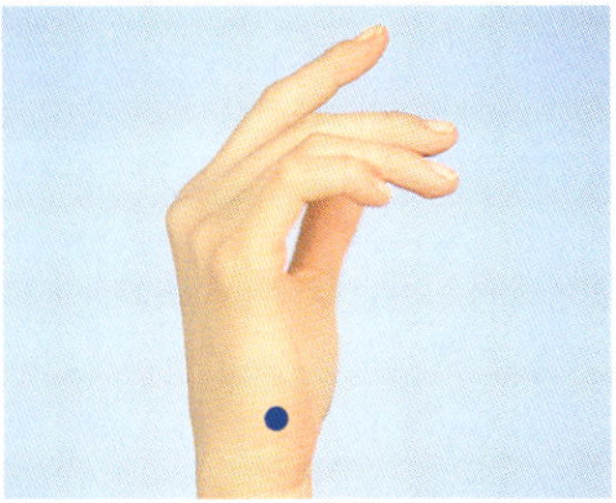

● Exercez sur le carpe une forte pression dirigée vers le coude pendant 5 minutes.

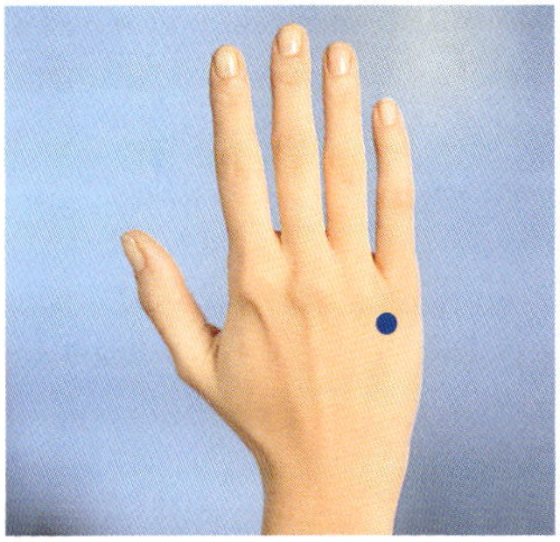

● Exercez une forte pression sur Île du milieu (sur le dos de la main, entre les deux métacarpiens extérieurs) pendant 5 à 10 minutes.

CONSEIL !

En cas de problèmes cervicaux, reportez-vous également à la page 52.

Dents (maux de)

Aux côtés des maux de têtes, les maux de dents font partie des douleurs les plus courantes.

L'acupression digitale ne peut naturellement pas remplacer un traitement dentaire, mais, lorsque les douleurs surviennent subitement où se déclarent le week-end, il est alors possible de les soulager en manipulant un certain nombre de points. L'acupression digitale peut donc également servir de traitement provisoire lorsque l'attente se fait longue (surtout la nuit).

De nouvelles techniques de mesure électronique (électroacupuncture) ont permis de constater que certaines dentalgies n'ont qu'un lien très ténu avec la dent elle-même et sont bien davantage le symptôme de troubles organiques. De cette façon les maux de dents peuvent, dans la mesure où aucune dent n'est endommagée, aider à établir un diagnostic médical.

Le traitement

► La manipulation de deux points (Centre de l'homme, sur la bouche, et Acheteur Yang, sur l'index) empêche momentanément la douleur de se propager et stimule la production par le corps de substances antalgiques.

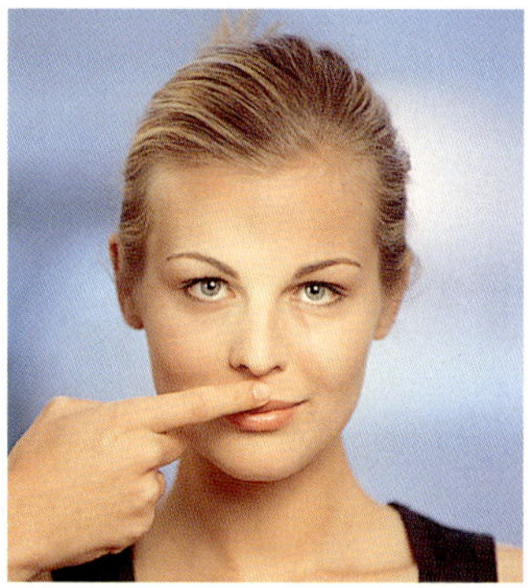

● Exercez une pression légère à moyenne sur Centre de l'homme pendant 2 à 5 minutes. La pression peut se faire aussi bien de l'extérieur (sur la lèvre supérieure) que de l'intérieur (directement sur la gencive).

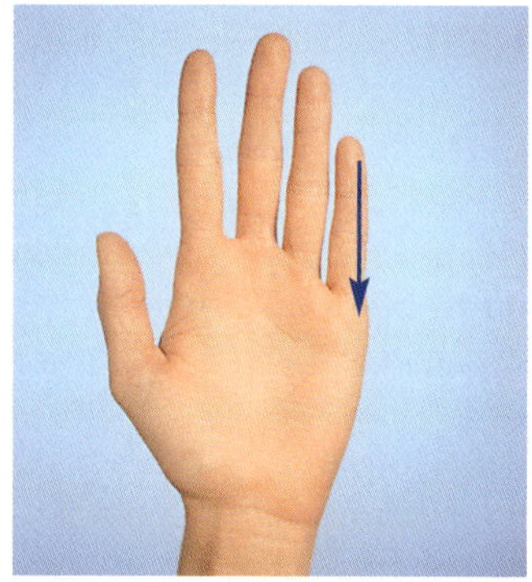

● Faites glissez vos doigts sur la zone spéciale située sur la face latérale extérieure de l'auriculaire pendant 5 à 7 minutes. Opération très efficace, notamment chez les enfants.

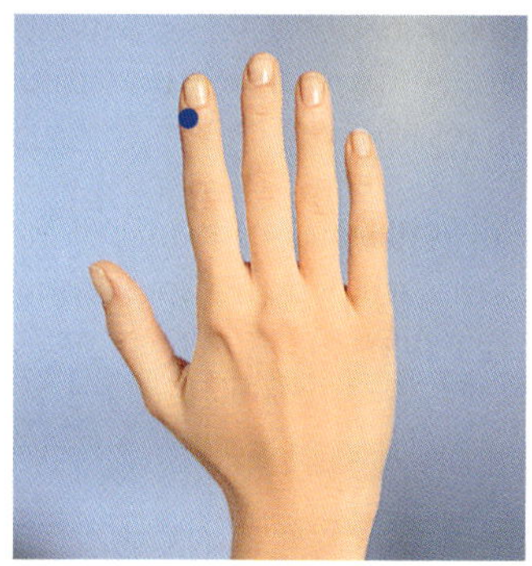

● Pour soulager les douleurs lorsque vous êtes entre les mains du dentiste, exercez au besoin une forte pression sur Acheteur Yang (situé sur la gouttière unguéale de l'index) avec l'ongle du pouce.

Diarrhée

La diarrhée peut avoir quantité de causes différentes : alimentation inadéquate, infections, inflammations, troubles du métabolisme, influence médicamenteuse, etc. Les fortes diarrhées conduisent toujours à une déshydratation et à des pertes en sels minéraux. Ces déperditions doivent absolument être compensées ! (thé non sucré avec adjonction de sel de table ou solutions commerciales en vente en pharmacie). Les diarrhées d'origine organique (infection) ne doivent en aucun cas être stoppées violemment, car elles permettent au corps de se débarrasser de ses toxines.

■ Les diarrhées bénignes d'origine bactérienne disparaissent rapidement sans aucun traitement. La diarrhée peut être aiguë, chronique (d'une durée de plusieurs jours) ou récurrente (revenant de loin en loin). Il est indispensable de rechercher les causes d'une diarrhée chronique !

Le traitement

► L'acupression digitale agit efficacement sur les diarrhées d'origine psychique (par exemple, avant un examen, en cas d'agitation ou d'angoisse) et empêche les crampes intestinales ainsi qu'une irritation trop importante des muqueuses de l'intestin.

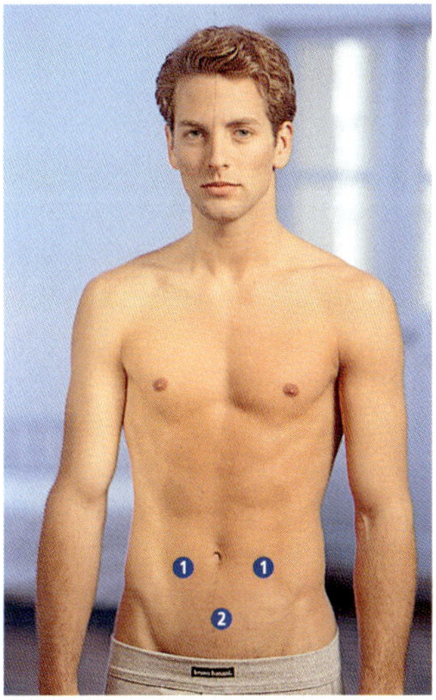

❶ Réunissez Axe céleste (à trois largeurs de doigt à droite et à gauche du nombril) pendant 3 à 5 minutes en exerçant une pression moyenne.
❷ Réunissez Source frontalière (à une largeur de main au-dessus de la naissance du pubis) pendant 5 minutes en exerçant une pression moyenne.

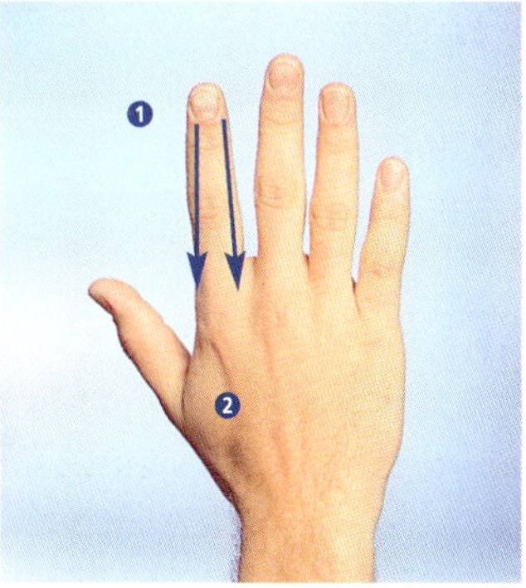

❶ Faites glissez pendant 2 minutes le pouce et l'index sur la zone spéciale de l'index en allant du bout du doigt jusqu'à son articulation basale. Cette manipulation peut être effectuée plusieurs fois par jour.
❷ Exercez une forte pression sur Creux du vallon (régulation fonctionnelle des muqueuses) pendant 10 minutes.

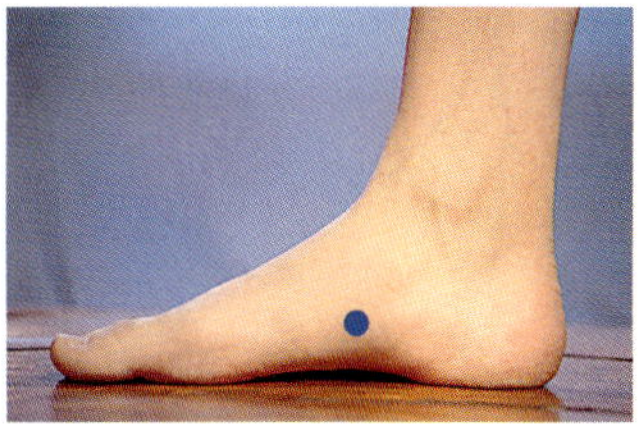

● Exercez une pression moyenne sur Vallée de l'épreuve (sur la face intérieure du pied, au-dessus du milieu de la voûte plantaire) pendant 5 minutes.

Dos douloureux

Les contractures des muscles dorsaux et la détérioration des vertèbres (voir aussi page 52) par usure des disques intervertébraux, dont les principales causes sont le fait de rester trop longtemps assis, notamment au bureau, et de ne pas faire des gestes suffisamment variés, conduisent dans de nombreux cas à un mal de dos chronique.

■ En cas de mal de dos chronique, il est indispensable de consulter un médecin afin de prévenir une détérioration irréversible de la colonne vertébrale.

Le traitement

► L'acupression digitale produit un effet décontractant sur la tension musculaire (tonicité). La manipulation du point spécial appelé KA-TE permet de détendre tous les muscles dorsaux commandant le mouvement de la colonne vertébrale et donc, par-là même, de soulager les nerfs au sortir des foramens intervertébraux.

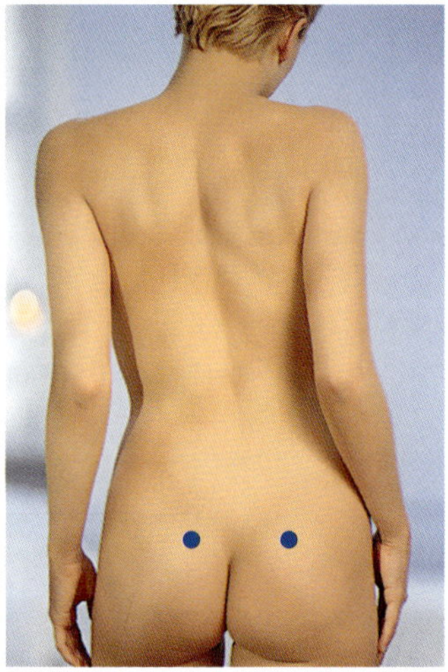

● Mettez-vous dans la position la plus confortable possible et demandez à votre partenaire de diviser le point spécial KA-TE (juste au-dessus de l'os du bassin, de part et d'autre de la colonne vertébrale) pendant 10 minutes en exerçant une pression légère à moyenne.

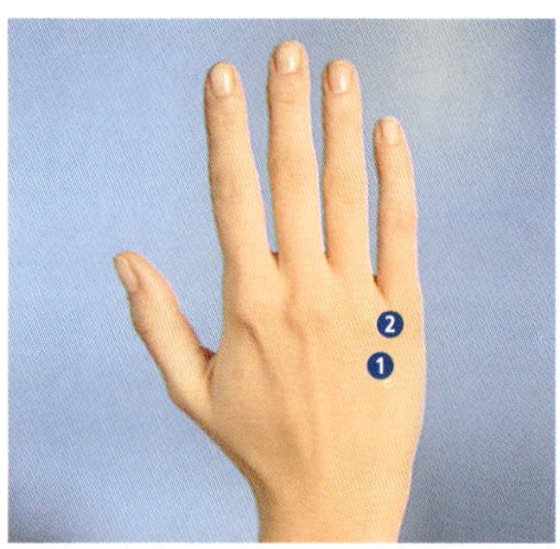

❶ Exercez une forte pression sur Île du milieu (dans l'angle que forme la jonction du quatrième et du cinquième métacarpe) pendant 5 minutes.

❷ En cas de mal de dos consécutif à la position courbée adoptée dans le travail aux champs, exercez une forte pression sur le point spécial des cultivateurs de riz (juste en dessous de la jointure des doigts, à une largeur de doigt d'Île du milieu) pendant 5 minutes.

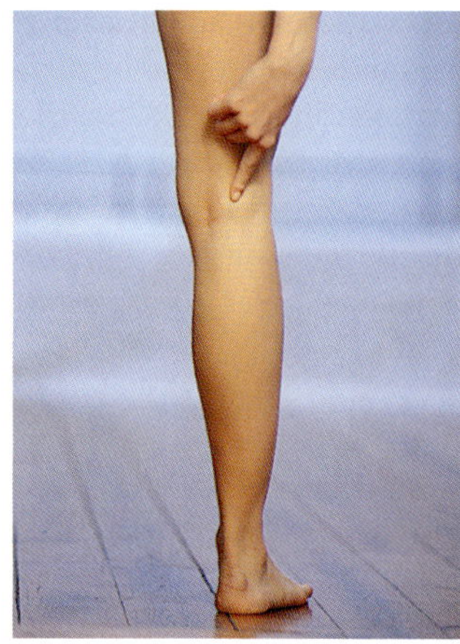

● Exercez une légère pression sur le milieu de Pli de flexion (page 81) pendant 3 minutes.

CONSEIL !

En complément, vous pouvez aussi « triturer » tous les points de douleur.

Douleurs en tant qu'affection à part entière

Cela fait peu de temps que la médecine classique considère les douleurs comme pouvant constituer une affection à part entière. Pendant très longtemps elles ont été considérées uniquement comme des symptômes d'autres maladies se manifestant soit dans les régions touchées (théorie mécaniste de la douleur), soit en dehors de ces régions, et on les attribuait à des interférences dans le réseau nerveux. Les résultats obtenus par l'acupuncture dans le traitement de la douleur et la découverte des substances antalgiques sécrétées par le corps (encéphaline et endomorphine) ont réduit à néant ces théories. La douleur n'est pas forcément due à des troubles physiologiques, de même que son intensité ne correspond pas obligatoirement à la sévérité de la blessure.

Le traitement

► L'acupression digitale stimule la production de substances antalgiques par le corps.

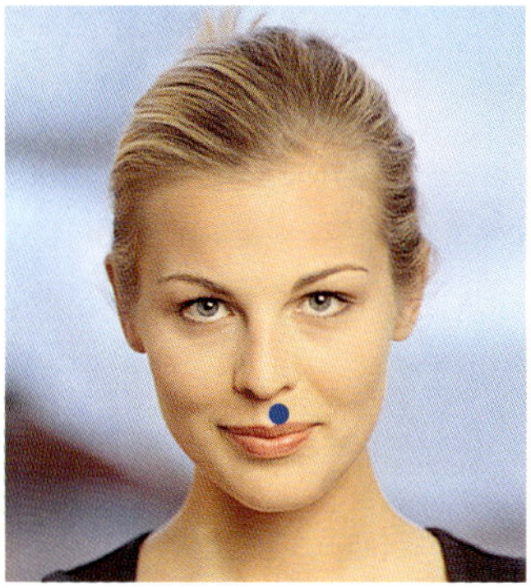

● En cas de douleurs aiguës, exercez une pression moyenne avec la pointe de l'index sur Centre de l'homme pendant 3 minutes. Vous pouvez également exercer une pression plus forte en la relâchant toutes les 10 secondes.

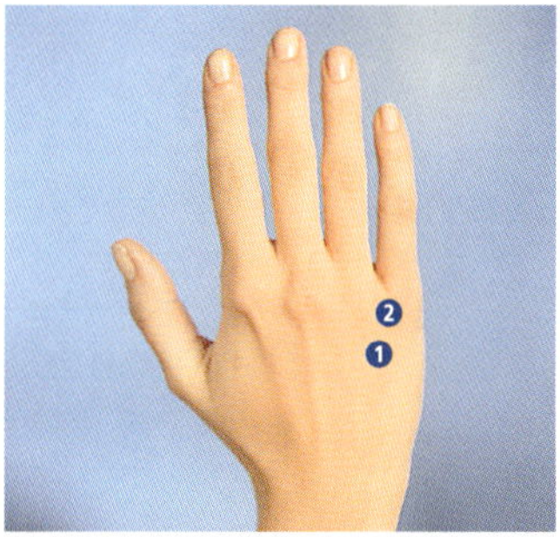

❶ En cas de douleurs chroniques, exercez une forte pression sur Île du milieu pendant 5 minutes.

❷ Exercez une forte pression sur le point spécial (sur le dos de la main) pendant 2 à 5 minutes.

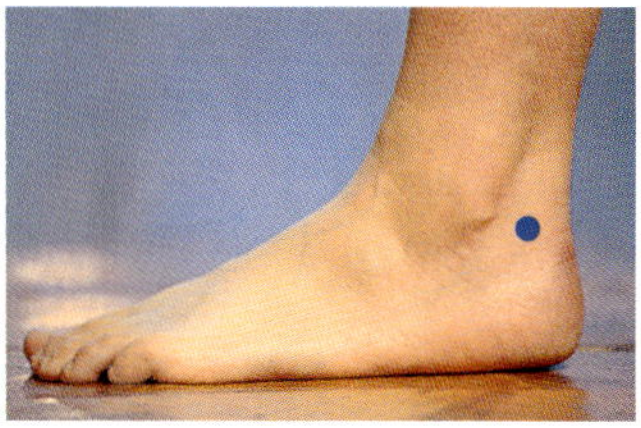

En cas de douleurs de toutes sortes, exercez une pression moyenne à forte sur Haute montagne du Tibet (point principal) pendant 5 à 10 minutes.

En cas de douleurs fantômes

Lorsque l'information stockée concernant la douleur se projette sur une partie du corps qui n'existe plus :

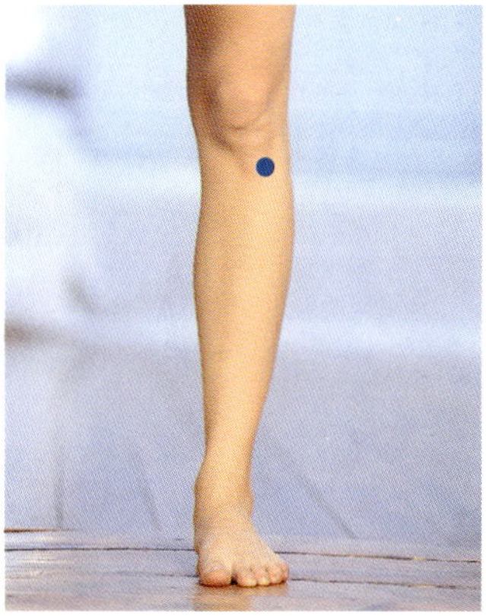

● Manipulez Indifférence divine en combinaison avec Creux du vallon (page 83).

Énurésie (pipi au lit)

Cette faiblesse de la vessie peut avoir des causes psychiques, mais également physio-organiques ou être due à une irritation chronique ainsi qu'à des troubles du système neurovégétatif.

L'énurésie chez l'enfant

En l'absence de troubles organiques, une pression (école, ambiance familiale) est souvent à incriminer. Les réprimandes ou les punitions aggravent le problème. Les éventuels conflits ou situations de stress à la crèche ou à la maternelle doivent être également pris en considération et peuvent être pris en charge efficacement par un conseiller ou un psychologue. Il est recommandé d'encourager les enfants en âge d'apprendre, de se soigner eux-mêmes à l'aide de l'acupression digitale.

■ L'incontinence d'urine durant la journée est souvent le signe que les causes du problème sont d'origine organique (par exemple, inflammation des reins et des voies urinaires). Il convient dans ce cas de consulter un médecin sans attendre !

L'énurésie chez l'adulte

Un dysfonctionnement prolongé de la vessie peut être le début d'une maladie des nerfs.

■ En cas de trouble organique supposé, consultez votre médecin sans attendre !

Le traitement

► L'acupression digitale permet d'atteindre une harmonisation psychique générale et une normalisation de la tension des muscles de la vessie.

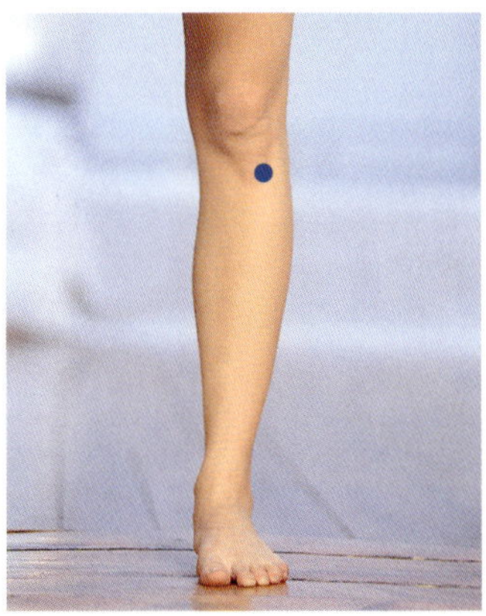

● Exercez une pression moyenne sur Indifférence divine pendant 5 à 10 minutes.

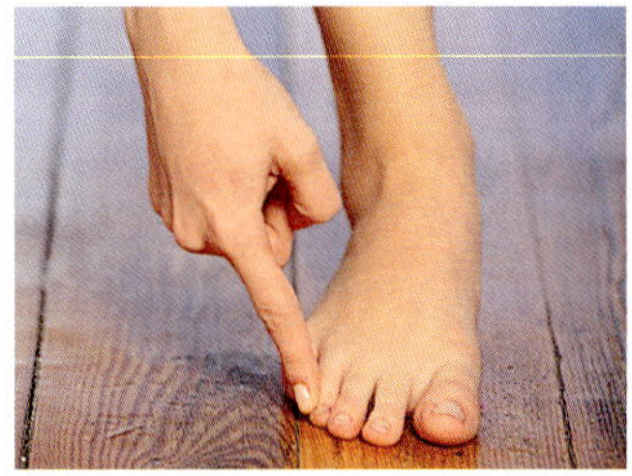

● Manipulez Passage vers le Yin (page 45) pendant 5 minutes en exerçant une pression légère à forte dirigée vers le gros orteil.

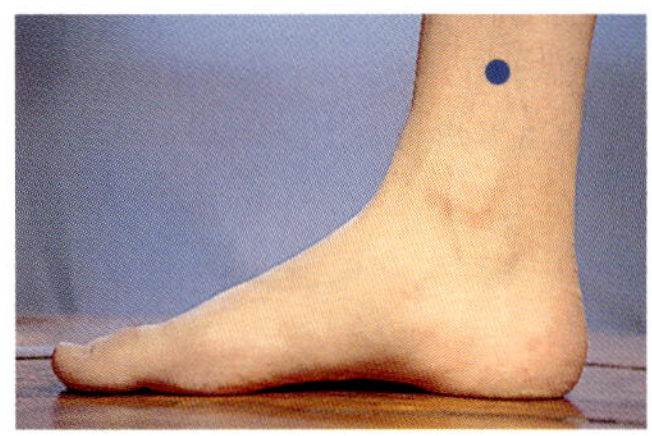

● Divisez Rencontre des 3 Yin (quatre largeurs de doigt au-dessus de la malléole interne) pendant 5 à 10 minutes en exerçant une pression dirigée vers le genou, légère puis de plus en plus marquée.

IMPORTANT

Si le traitement demande à être prolongé, manipulez ces trois points pendant 3 minutes chacun chaque soir avant d'aller vous coucher.

Estomac et intestins à problèmes

L'inflammation des muqueuses fait partie des troubles du tube digestif les plus répandus. Les troubles stomacaux passagers de la vie de tous les jours sont le plus souvent dus à une irritation de la muqueuse de l'estomac. En raison d'impulsions nerveuses, les parois de l'estomac peuvent se mettre à produire des acides en trop grande quantité, ce qui irrite et enflamme la muqueuse. Les expressions de la langue courante telles que « avoir du mal à digérer quelque chose », « qu'est-ce que tu rumines ? » ou « c'est dur à avaler » indiquent le lien étroit qui existe entre le psychisme et les phénomènes physiologiques. Les méthodes thérapeutiques naturelles sont en règle générale plus efficaces que les traitements de la médecine classique qui consistent seulement à neutraliser chimiquement les acides excédentaires. Les antiacides ont certes en plus un effet apaisant sur les douleurs, mais ils empêchent en même temps la digestion de se faire normalement. Un traitement naturel spécifique peut stopper la production d'acides. Pour normaliser l'activité intestinale, il importe de se tenir à une alimentation équilibrée et riche en fibres. Les régimes à base d'aliments très digestes facilitent la digestion et soulagent les douleurs, mais ne favorisent pas la guérison. Vous pouvez au besoin faire un jeûne pour vider et détoxiquer vos intestins.

■ En cas de troubles stomacaux ou intestinaux, consultez un médecin afin qu'il en détermine la cause et l'ampleur !

Le traitement

► L'acupression digitale peut faire disparaître les inflammations légères de la muqueuse stomacale dans un délai allant de 3 à 7 jours.

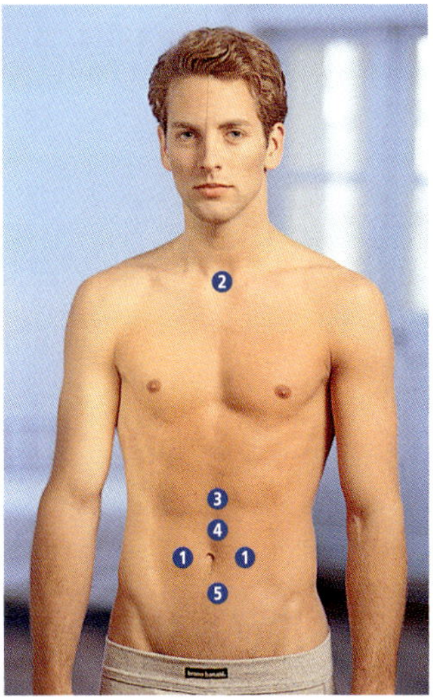

❶ Divisez Axe céleste (à trois largeurs de doigts du nombril) pendant 5 minutes en exerçant une pression moyenne.
❷ En cas d'éructations acides (aigreurs), exercez une légère pression sur Perle de jade et sur Centre de l'estomac en combinaison pendant 3 minutes.
❸ Divisez Centre de l'estomac pendant 5 minutes en exerçant une pression moyenne.
❹ Divisez Canal inférieur, notamment en cas de spasmes, pendant 5 à 10 minutes en exerçant une pression moyenne.
❺ Exercez une pression moyenne à forte sur Mer d'énergie (à trois largeurs de doigt du nombril) pendant 3 minutes.

Les troubles et affections (de A à Z) et leur traitement

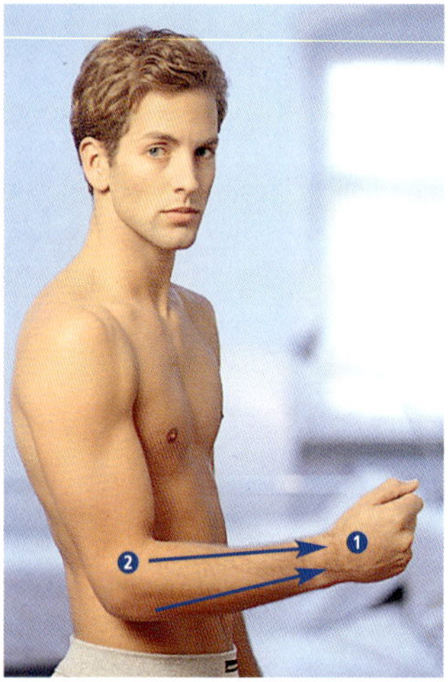

❶ Faites glisser vos doigts sur la zone de l'avant-bras (en direction du poignet) pendant 7 minutes.

❷ Exercez une pression moyenne à forte sur Courbe de l'étang pendant 10 minutes. Le point appelé Courbe de l'étang se trouve sur le méridien du gros intestin. Sa manipulation produit un important effet régulateur sur toutes les fonctions intestinales.

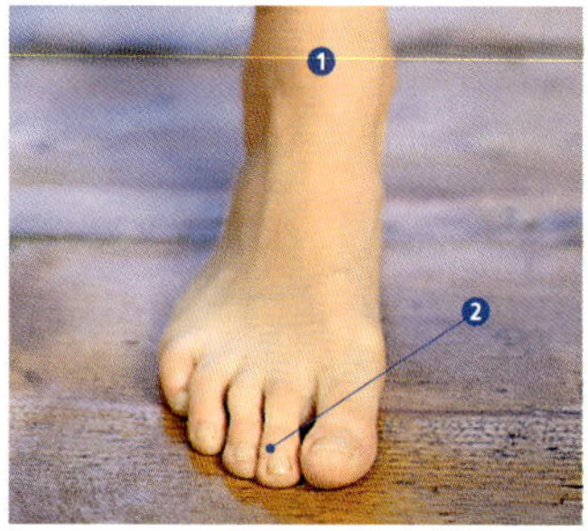

❶ Exercez une forte pression sur Ruisseau au dégel pendant 5 minutes.

❷ Exercez une forte pression sur Paiement cruel (point d'harmonisation) pendant 3 à 5 minutes, de préférence au lit avec l'aide d'un partenaire.

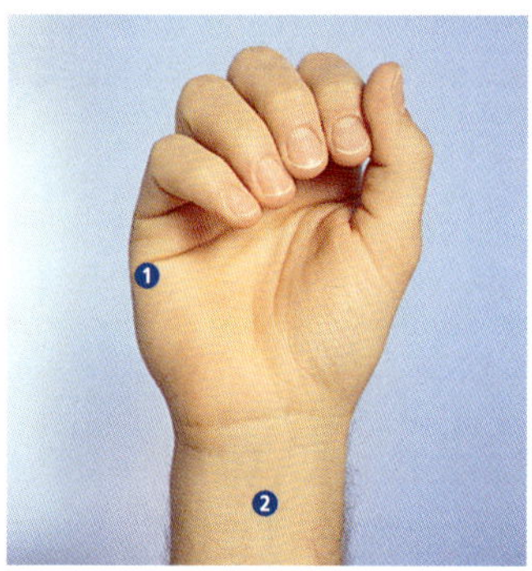

❶ Exercez une forte pression sur Sillon postérieur (sur le bord extérieur de la paume de main) pendant 5 minutes.

❷ Pressez progressivement sur Rempart intérieur (à trois largeurs de doigt du poignet) pendant 3 minutes.

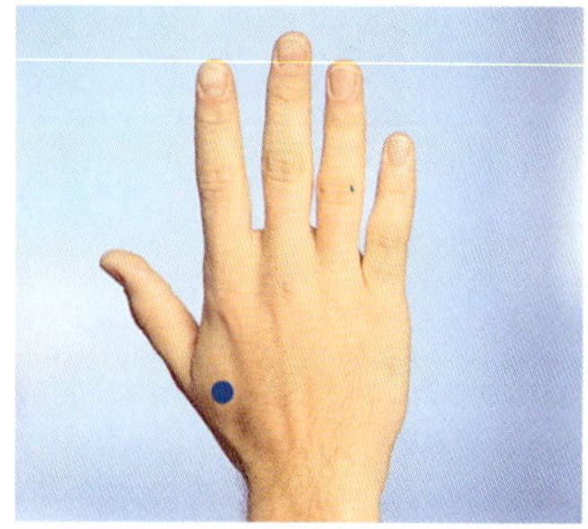

● Pour soulager et normaliser les muqueuses, exercez une forte pression sur Creux du vallon pendant 5 à 10 minutes.

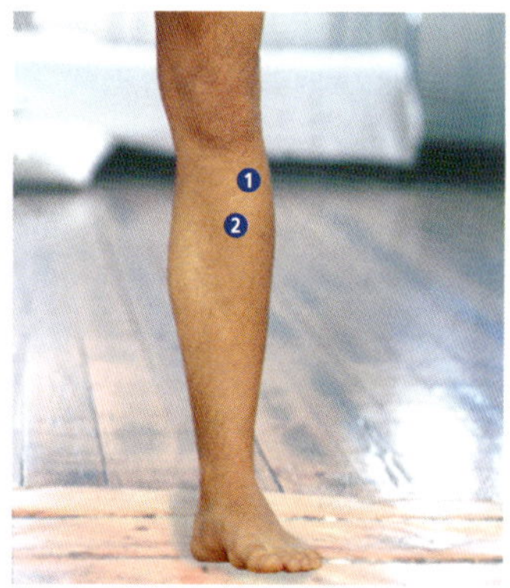

❶ Pour compléter le traitement, vous pouvez également manipuler Indifférence divine.

❷ En cas de ballonnements et de sensation de trop-plein, réunissez Place du marché supérieure (à deux largeurs de doigt au-dessus du point médian entre genou et coup de pied) pendant 10 minutes en exerçant une pression moyenne.

Éternuements, rhume des foins

Le rhume est symptôme de quantité de virus, dont la plupart sont indéfinis, mais il est également affaire de constitution psychique (système immunitaire affaibli).

Le rhume des foins fait partie des affections allergiques. Il se développe généralement dans l'enfance et peut conduire à des troubles bronchiques, voire à de l'asthme. En pleine saison du rhume des foins, lors de la floraison végétale, il est recommandé d'effectuer trois séances quotidiennes d'acupression à titre préventif (voir aussi Sinusite, page 83).

Un rhume, même léger, peut contaminer rapidement les sinus maxillaires et frontaux. Le mucus produit par les muqueuses enflammées peut provoquer également une inflammation de la gorge et faire tousser (page 88).

En parvenant à dénouer les tensions psychiques qui se cachent derrière, il est souvent possible d'améliorer considérablement le rhume chronique.

Le traitement

► L'acupression peut stopper un début de rhume et contribue de façon non négligeable à l'atténuation des symptômes en cas de rhume installé.

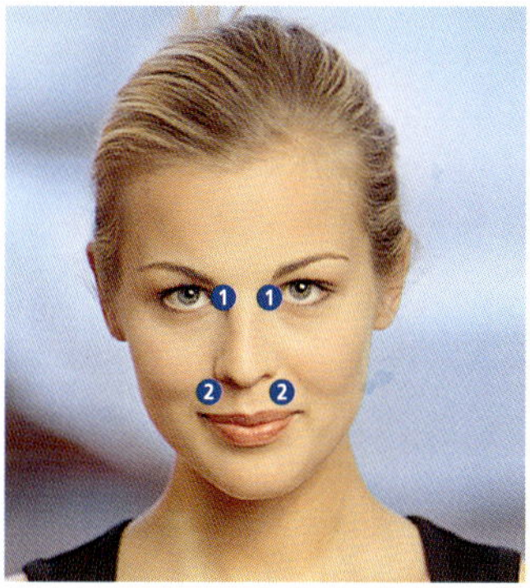

❶ En cas d'infection de la région du nez et de la gorge, exercez une légère pression sur le point spécial.

❷ Pour harmoniser et décongestionner les muqueuses, exercez une pression tout d'abord légère puis de plus en plus marquée sur Maître des parfums pendant 5 minutes. L'effet est le même que pour Creux du vallon (voir à droite).

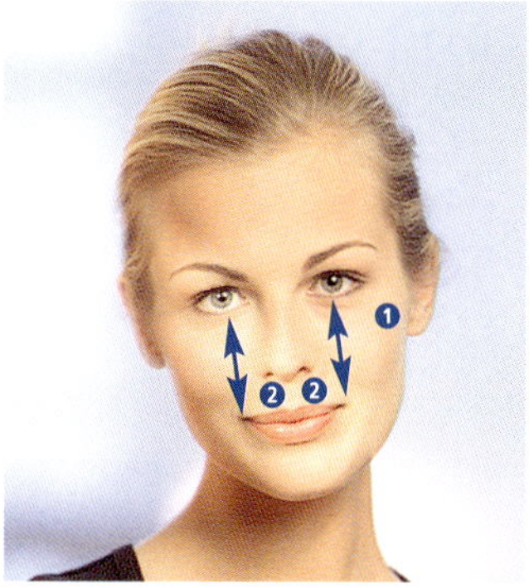

❶ Faites glisser vos doigts sur Grande gouttière pendant 3 minutes.

❷ En cas de rhume des foins, exercez une pression moyenne sur Silo à céréales pendant 3 minutes.

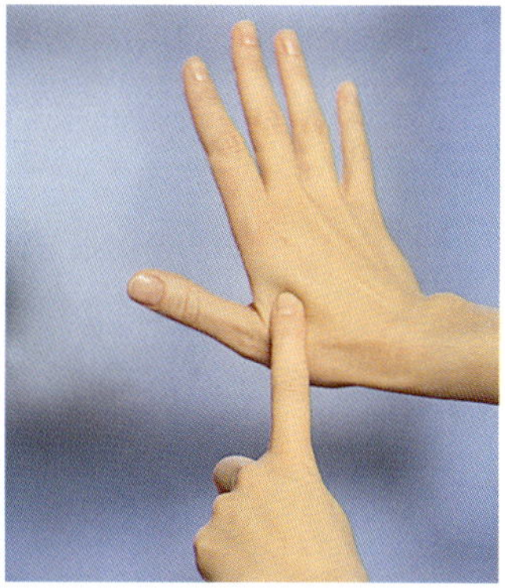

● Faites glisser votre index sur Creux du vallon (page 83) pendant 2 minutes en exerçant une pression moyenne. Au besoin, répétez l'opération plusieurs fois par jour.

Fatigue

La fatigue et le manque sensible d'énergie sont le plus souvent des symptômes d'un autre trouble, comme, par exemple, un problème de circulation sanguine, une infection grippale, des troubles digestifs ou des angoisses.

■ Une fatigue prolongée ou un état apathique peuvent également être les signes d'un apport insuffisant en éléments nutritifs ou d'un mauvais fonctionnement de la glande thyroïde ou du foie. Consultez un médecin afin qu'il en détermine les causes exactes !

La fatigue peut également être une réaction physiologique au stress de la vie quotidienne, lorsque celui-ci n'est plus supportable et que la lassitude s'installe. Nous ne trouvons alors plus suffisamment d'intérêt dans ce que nous faisons pour mobiliser les forces et l'énergie nécessaires à l'accomplissement de nos tâches.

L'acupression digitale peut vous aider à actualiser votre potentiel énergétique et à libérer vos énergies au moment où vous en avez réellement besoin. Veillez à vous reposer suffisamment et à récupérer de vos efforts par un sommeil régulier !

Le traitement

► L'acupression digitale active la circulation sanguine et libère pour un court laps de temps les réserves d'énergies — veillez à ne jamais gaspiller inutilement ces dernières.

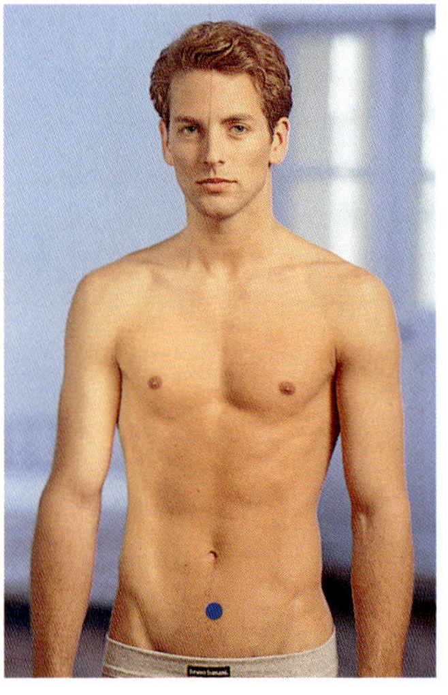

● Prenez Mer d'énergie entre le pouce et l'index et activez en exerçant une pression moyenne pendant 5 à 10 minutes.

CONSEIL !

En complément, vous pouvez manipuler également Indifférence divine et Courbe de l'étang (pages 45 et 62).

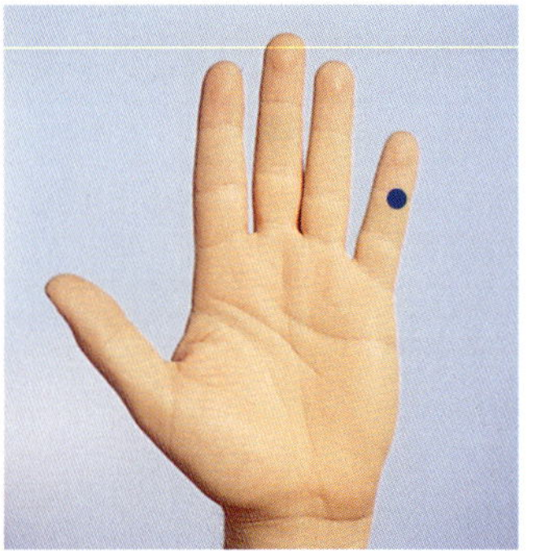

● Exercez une forte pression, au besoin avec l'ongle du pouce, sur le point spécial de la dernière jointure de l'auriculaire (sillon articulaire) pendant 30 secondes maximum.

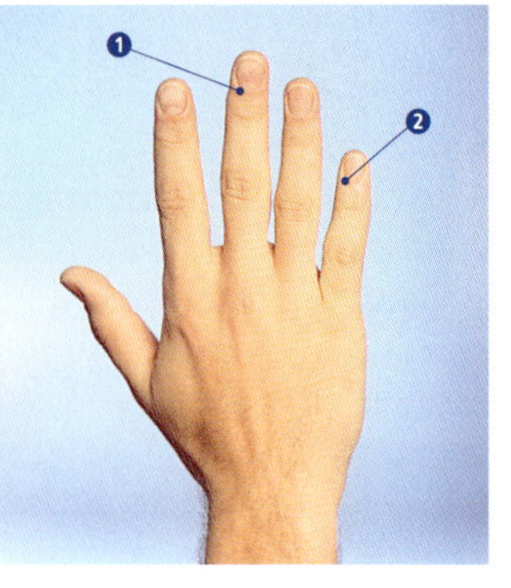

❶ Pour mobiliser les réserves d'énergie, exercez une forte pression sur Point d'attaque concentré et Grosse vague (❷) pendant 5 minutes.

Genoux douloureux

L'articulation du genou est (de même que celle du coude) particulièrement sujette aux blessures et au surmenage. Que les douleurs et la limitation de la mobilité soient dues au vieillissement, à une surcharge pondérale ou à un surmenage lié à une activité professionnelle ou sportive, l'acupression digitale n'est bien sûr pas capable de réparer les dommages existants, mais elle peut soulager considérablement et, dans les cas sans complications, aider à arrêter les processus dégénératifs. Les personnes âgées savent apprécier les avantages de l'acupression digitale, car elle permet dans bien des cas de résoudre les petites difficultés éprouvées dans la vie de tous les jours pour se mouvoir, et elle apporte ainsi une amélioration considérable du confort de vie. Les trajets courts (achats de proximité, petites promenades, visites) sont à nouveau possibles.

■ En cas de douleurs fréquentes au genou, il est vivement recommandé de consulter un médecin !

Le traitement

► Le traitement réside principalement dans la manipulation du « locus dolendi », le lieu de la douleur.

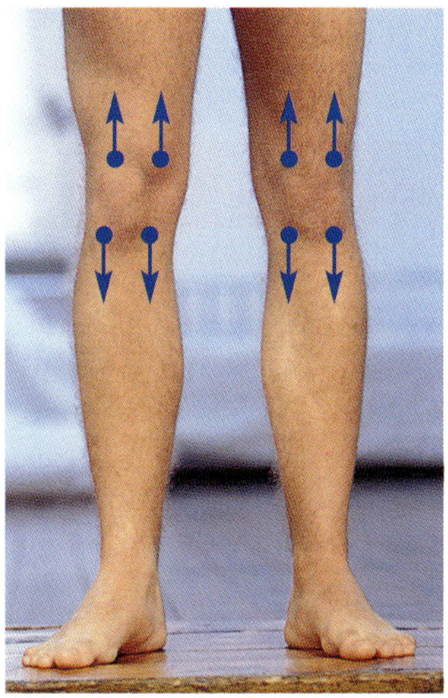

● Divisez les points spéciaux pendant 5 à 15 minutes en exerçant une pression moyenne.

L'acupression des 4 points spéciaux entourant le genou permet de répartir la douleur et de la réduire par « trituration ». La manipulation peut avoir une durée variable selon les cas et être répétée plusieurs fois durant la journée.

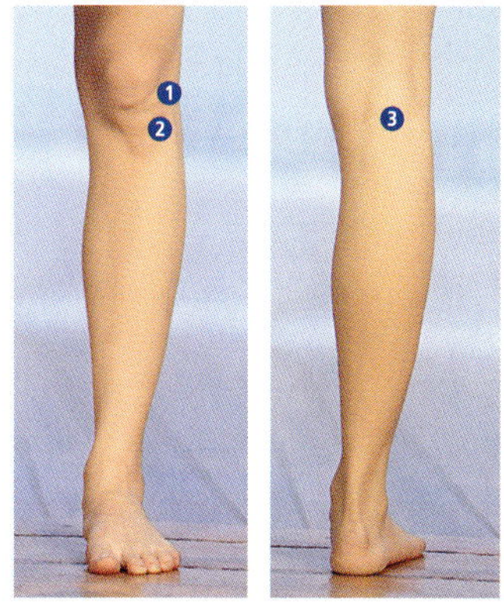

❶ Exercez une forte pression sur Source de la colline Yang (dans la dépression située en avant et en dessous de la tête du péroné) pendant 10 minutes.

❷ Exercez une forte pression sur Indifférence divine pendant 5 à 15 minutes.

❸ Divisez Milieu du pli de flexion pendant 3 minutes en exerçant une pression moyenne.

Gorge douloureuse

Les maux de gorge peuvent avoir différentes causes et ne sont le plus souvent que l'un des symptômes secondaires d'une autre affection, comme, par exemple, une infection grippale ou une amygdalite. Une angine aiguë mal soignée peut provoquer l'apparition de troubles secondaires (par exemple des problèmes rénaux).

■ En cas de forts maux de gorge avec difficultés à déglutir, il est indispensable de consulter un médecin !

Une gorge rouge et douloureuse est un phénomène fréquent aussi bien chez les enfants que chez les adultes. Des douleurs cuisantes, un manque d'appétit, des difficultés à déglutir et la sensation d'avoir la gorge sèche, sont souvent les signes d'un début d'inflammation du palais et des amygdales ; on constate fièvre, inflammation des glandes sous-maxillaires et gonflement des amygdales. Lorsqu'il s'agit d'un refroidissement, plus tôt vous recourrez à l'acupression digitale, plus le déroulement de la maladie sera simple.

Le traitement

► L'acupression digitale apporte un soulagement en cas de maux de gorge sans complications se manifestant par un enrouement ou une déglutition un peu difficile.

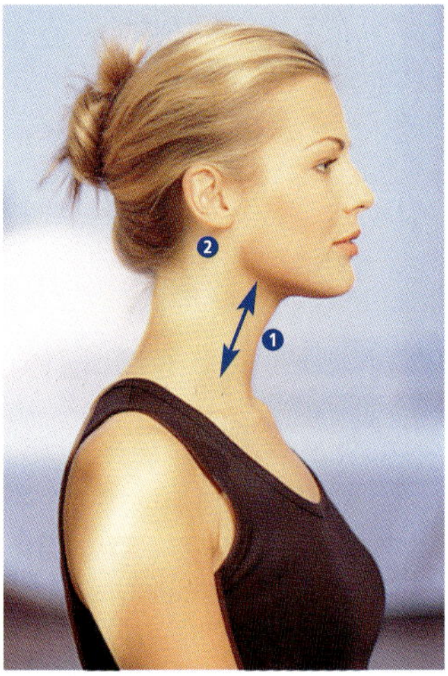

❶ Faites glisser vos doigts sur la zone spéciale de la gorge pendant 3 à 5 minutes en exerçant une pression légère.
❷ Exercez une pression très légère sur Visage céleste pendant une minute.

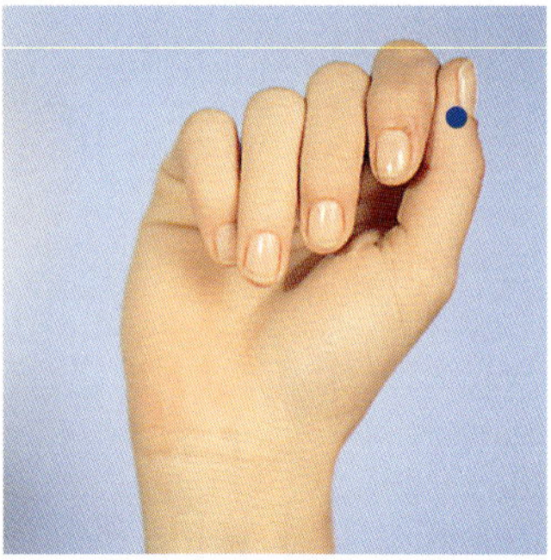

● Exercez une forte pression avec l'ongle du pouce sur Jeune négociant (point maître des poumons) plusieurs fois par jour pendant 5 minutes.

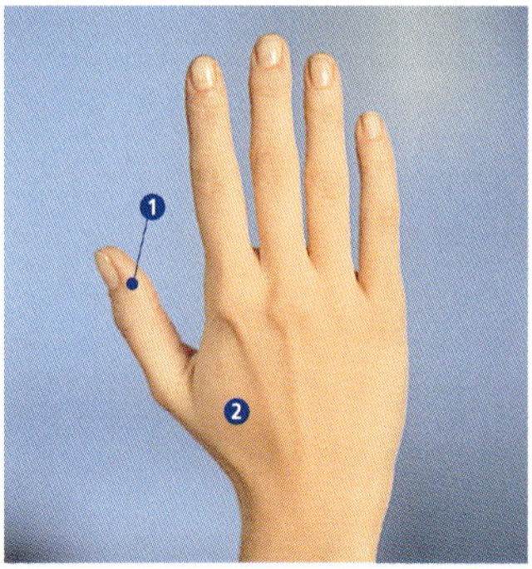

❶ Exercez une pression moyenne sur le point lymphatique du pouce (particulièrement efficace pour le système lymphatique) pendant 5 minutes.
❷ Exercez une forte pression sur Creux du vallon (régulation fonctionnelle des muqueuses) pendant 5 à 10 minutes.

Hémorroïdes

Dans la région anale, les muqueuses intestinales prennent la forme de replis allongés parcourus par de nombreuses veines. L'affaissement pathologique des parois veineuses donne lieu à des hémorroïdes. Ce phénomène a notamment pour cause une faiblesse du tissu conjonctif, une mauvaise alimentation, la constipation ou le manque d'exercice. La grossesse favorise l'apparition d'hémorroïdes.

Le traitement

► En cas d'hémorroïdes, l'acupression digitale exerce une influence bénéfique sur les douleurs éprouvées lorsque l'on s'assoit ou lors du passage à la selle ainsi que sur les démangeaisons anales désagréables.

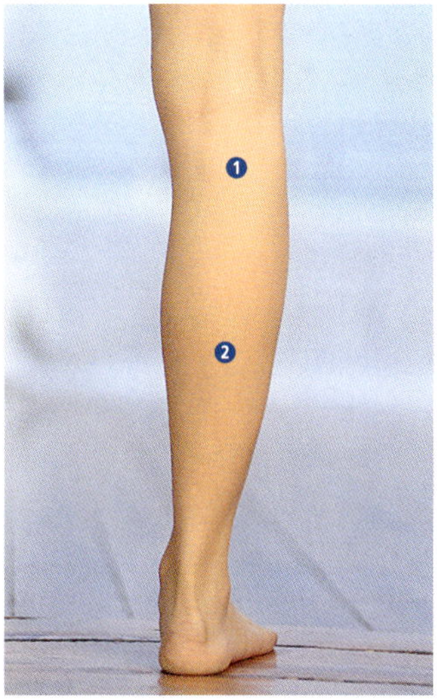

❶ Manipulez Réunion Yang (deux largeurs de doigt en dessous du centre du creux poplité) pendant 3 minutes en exerçant une pression moyenne dirigée vers le talon.

❷ Manipulez Appui de la montagne (entre les deux ventres du jumeau) simultanément sur chaque jambe pendant 5 à 10 minutes en exerçant une forte pression avec le pouce.

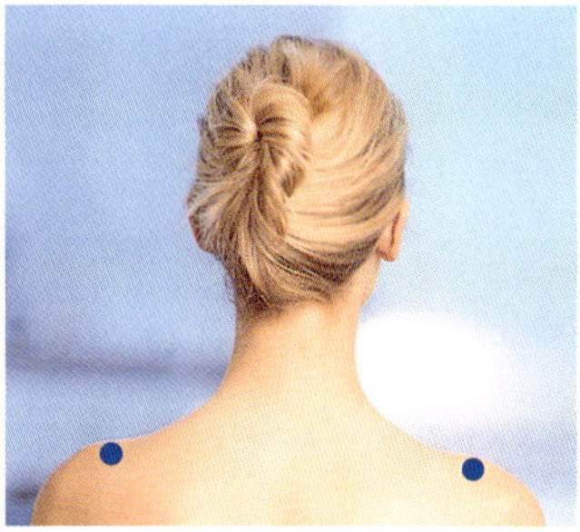

● Exercez une forte pression sur l'os scapulaire (situé dans la petite dépression qui se forme lorsque l'on tend les deux bras à l'horizontale sur le côté) pendant 5 à 10 minutes. Manipulation particulièrement efficace en cas de démangeaisons ; influe sur le système vasculaire superficiel par le biais du système neurovégétatif.

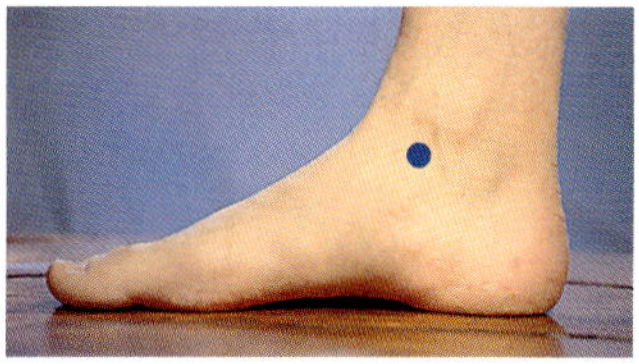

● Pour renforcer le tissu conjonctif, exercez une pression moyenne sur Colline du négociant pendant 5 à 10 minutes. Colline du négociant étant le point maître du tissu conjonctif, il est recommandé de le manipuler deux fois par jour en cas de faiblesse du tissu conjonctif.

Hypertension artérielle

Environ dix pour cent des gens d'âge moyen souffrent d'hypertension artérielle. Cette affection a la particularité de ne s'accompagner souvent d'aucun symptôme. Elle est le plus souvent détectée lors d'examens médicaux effectués pour d'autres raisons.

En cas de problèmes de tension, il convient avant tout d'en déterminer les causes de manière précise, ce que seul un médecin peut faire. On parle d'hypertension artérielle (aussi appelée hypertonie) lorsque la pression systolique, qui constitue la plus élevée des deux valeurs tensiométriques, est continuellement supérieure à 14 cm de mercure au bras. C'est là le résultat d'un rétrécissement du diamètre des artères qui oblige le cœur à fournir un effort supplémentaire. Les causes de l'hypertension artérielle peuvent être entre autres : une disposition héréditaire, une infection, des troubles hormonaux, une allergie ou une mauvaise alimentation. Les symptômes secondaires sont représentés par des maux de tête, des vertiges, des bourdonnements, une irritabilité permanente, le sentiment d'être continuellement « sous pression » et des troubles du sommeil. Les personnes souffrant de surcharge pondérale sont particulièrement exposées au risque d'hypertension et il faut savoir que celle-ci accroît considérablement le risque d'infarctus.

Le traitement

► L'acupression digitale peut accompagner efficacement le traitement médical de l'hypertension artérielle.

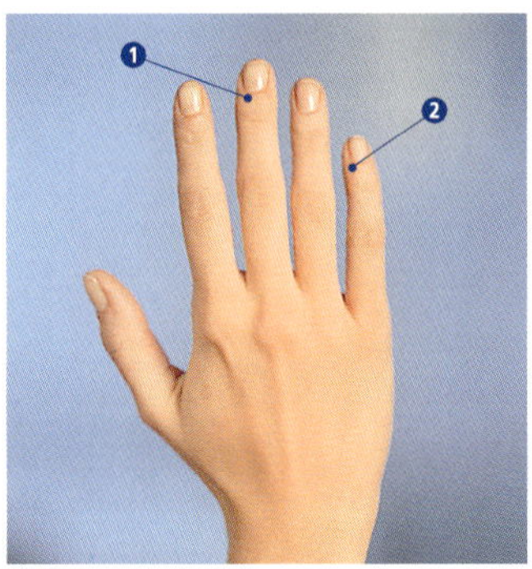

❶ Point d'attaque concentré et Grosse vague (❷) (points d'harmonisation et d'activation situés sur la gouttière unguéale du majeur et de l'auriculaire) peuvent être manipulés plusieurs fois par jour pendant 5 minutes en exerçant une pression moyenne à forte.

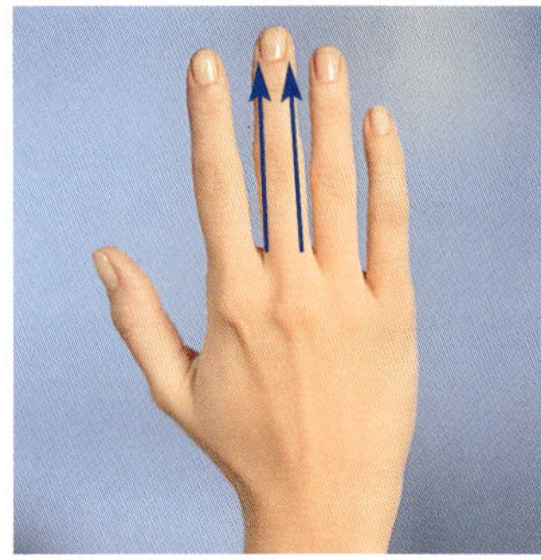

● Zone du majeur = dispersion des énergies par « glissements longitudinaux » : prenez la base du majeur entre le pouce et l'index de l'autre main et faites glisser ces derniers jusqu'au bout du doigt ; répétez l'opération 5 fois, puis changez de main. Cette manœuvre peut être effectueée plusieurs fois par jour.

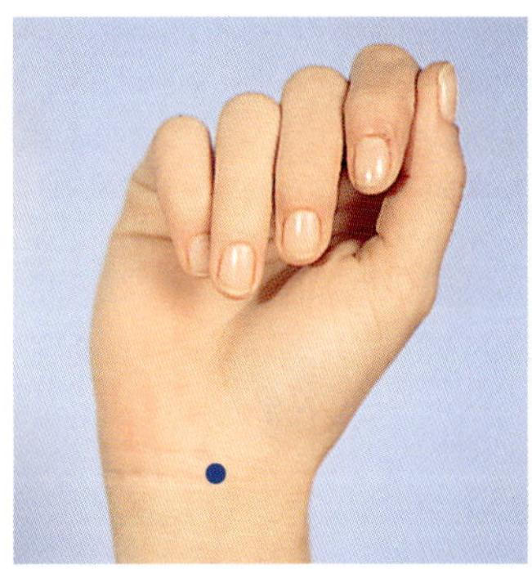

● Exercez une pression moyenne sur Grande élévation (point de sédation situé au milieu du poignet, sur la face intérieure) pendant 5 minutes.

Hypotension artérielle

On parle d'hypotension artérielle (ou hypotonie) lorsque la pression systolique, qui constitue la plus élevée des deux valeurs tensiométriques, est continuellement inférieure à 10 cm de mercure au bras. Comme c'est également le cas pour l'hypertension, les symptômes secondaires sont représentés par des maux de tête et des vertiges, mais s'y ajoutent aussi l'apathie, un besoin accru de sommeil et une grande sensibilité aux conditions climatiques. Pour activer la circulation sanguine, on recommande souvent de se mouvoir ou de prendre des douches écossaises. Beaucoup de gens vivent toutefois avec une tension artérielle insuffisante sans en souffrir. En raison de la faible sollicitation de leurs artères, ils ont de plus une espérance de vie supérieure aux personnes dont la tension artérielle est normale.

Le traitement

▶ L'acupression digitale peut accompagner efficacement le traitement médical de l'hypotension artérielle et soulager les symptômes secondaires.

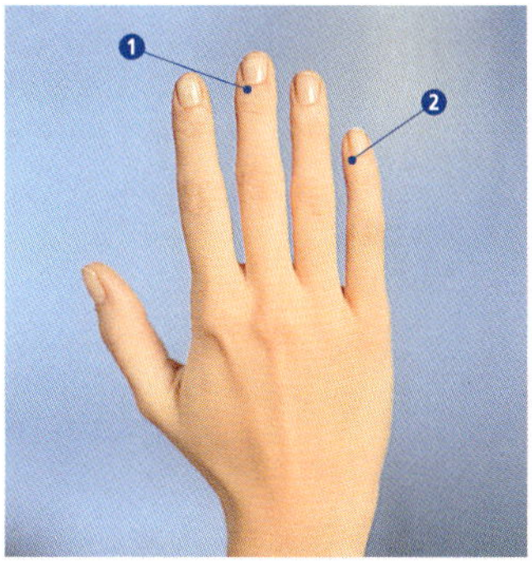

❶ Point d'attaque concentré et Grosse vague (❷) (points d'harmonisation et d'activation) peuvent au besoin être manipulés plusieurs fois par jour pendant 5 minutes en exerçant une pression moyenne à forte.

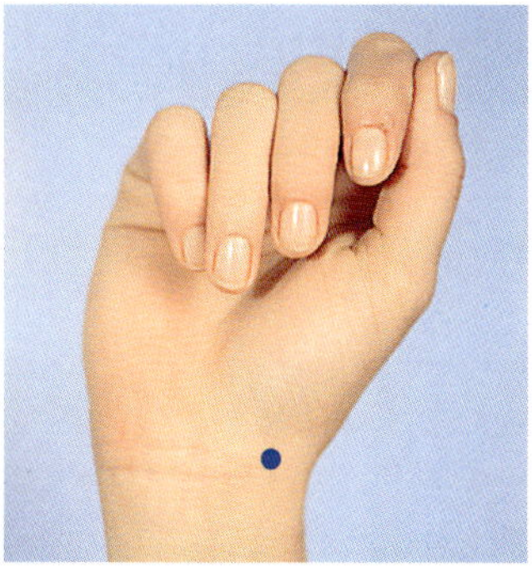

● Exercez une pression moyenne sur Grand arrêt (situé sur la ligne du poignet, juste en dessous de l'éminence du pouce, dans l'axe de l'index) pendant 5 minutes.

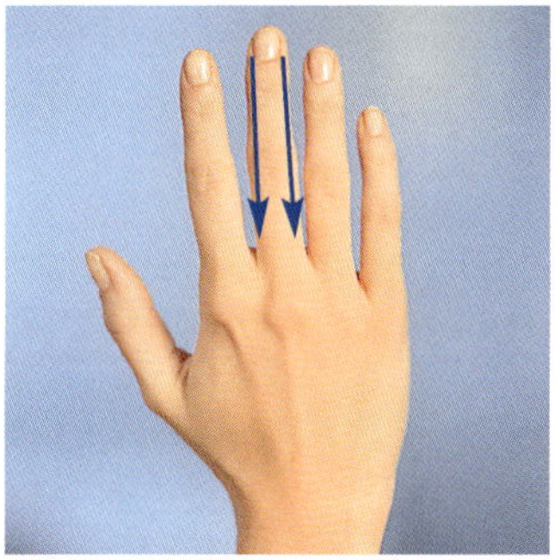

● Zone du majeur (effet activant et renforçant) : faites glisser le pouce et l'index du bout du majeur jusqu'à sa base ; répétez l'opération 5 fois, puis changez de main. Cette manœuvre peut être effectuée plusieurs fois par jour !

CONSEIL !

Il est également possible d'influer positivement sur la régulation de la tension artérielle en tirant sur la peau située entre les métacarpiens. Effleurez plusieurs fois par jour les sillons du dos de la main en allant du poignet vers les articulations métacarpo-phalangiennes.

Irrigation sanguine perturbée

Les mains et les pieds froids sont, dit-on, le signe qu'une maladie couve. La mauvaise irrigation des tissus peut avoir des causes fonctionnelles (crampes musculaires inconscientes) ou organiques (par exemple, en cas d'artériosclérose). Selon les statistiques, 50 % des troubles de l'irrigation périphérique sont due au tabagisme ! Manger des aliments complets et faire régulièrement de l'exercice (activation de la circulation sanguine) sont un bon moyen de se prémunir contre cette affection !
En prévention, il est conseillé de se maintenir à son poids normal, de boire le moins possible d'alcool et de faire une gymnastique quotidienne comprenant des mouvements que nous n'avons pas l'habitude de faire dans la vie quotidienne. Une bonne irrigation des tissus est indispensable à l'alimentation de toutes les parties du corps en éléments nutritifs vitaux.

■ Si vous souffrez d'une mauvaise irrigation sanguine, c'est à votre médecin d'en déterminer la cause !

Le traitement

► L'acupression digitale aide à normaliser la tension excessive des vaisseaux sanguins.

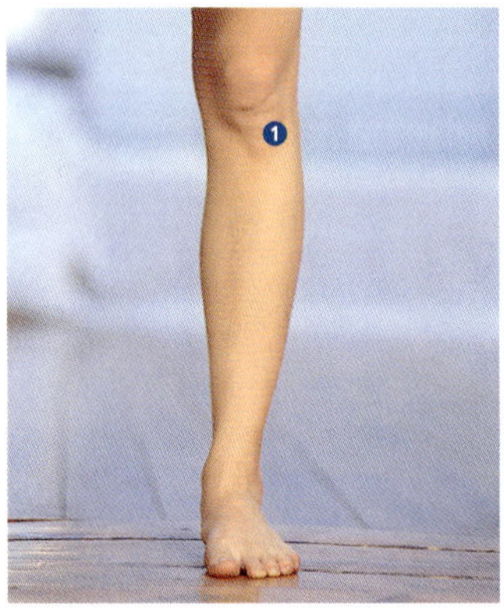

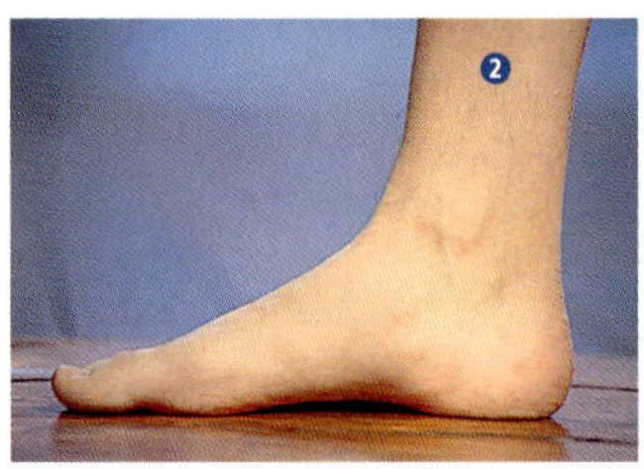

❶ Exercez une forte pression sur Indifférence divine et Rencontre des 3 Yin (❷) pendant 10 à 15 minutes, de préférence simultanément à droite et à gauche.
❷ Réunissez Rencontre des 3 Yin pendant 5 à 10 minutes en exerçant une pression légère à moyenne.

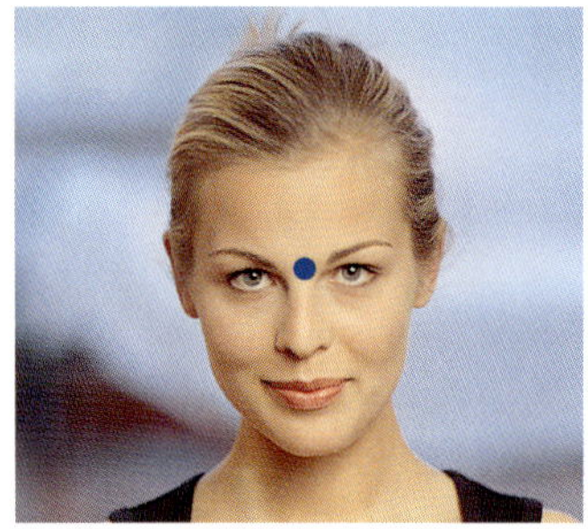

● Exercez une forte pression sur le point spécial situé entre les sourcils pendant 5 minutes. Manipulation particulièrement efficace en cas de vertiges.

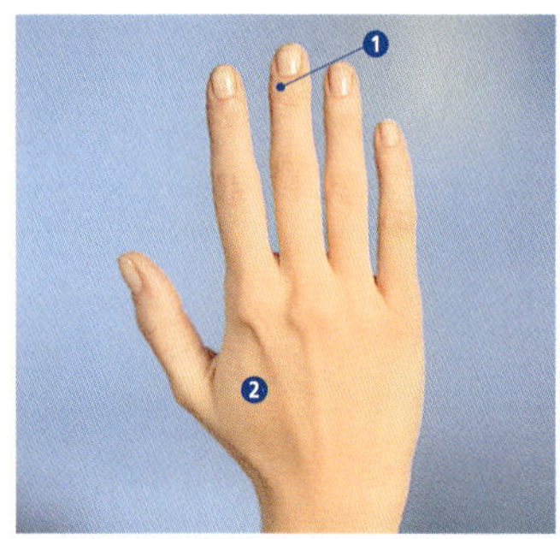

❶ Exercez de fortes pulsions sur Point d'attaque concentré (point d'activation) pendant une minute sur chaque main successivement. Pour une efficacité accrue, essayez de calquer les impulsions sur le rythme cardiaque.
❷ Manipulez Creux du vallon pendant 5 à 10 minutes en exerçant une forte pression dirigée vers le coude.

Jambes douloureuses

Les causes des jambes douloureuses sont soit un surmenage de l'appareil musculo-tendineux soit des crampes liées à des dégénérescences vasculaires. Lorsque des tuméfactions importantes sont observables, on peut également en conclure à l'existence de troubles fonctionnels du cœur et des reins.

■ Parlez-en à votre médecin afin que les éventuelles dégénérescences vasculaires ou les troubles fonctionnels dont vous souffrez puissent être traités à temps.

Ayez conscience que ce sont vos jambes et vos pieds qui vous portent tout au long de votre vie. Jambes et pieds symbolisent le principe du changement et du mouvement. Les douleurs aux pieds ou aux jambes sont parfois le signe que quelque chose doit changer dans votre vie ou tout du moins que vous avez tendance à vous surmener.

Le traitement

▶ Les douleurs consécutives aux varices peuvent être sensiblement améliorées par l'acupression digitale. Dans l'ancienne Chine, les soldats avaient l'habitude, après avoir beaucoup marché, de manipuler le point appelé Indifférence divine pour combattre la fatigue et pour récupérer de leur effort.

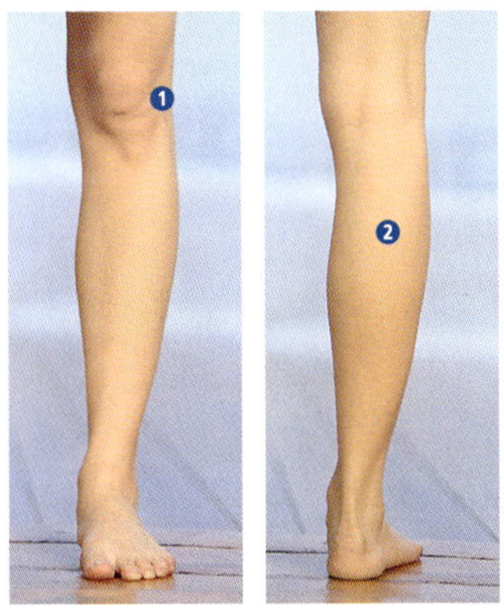

❶ Demandez à votre partenaire d'effectuer un massage circulaire et simultané d'Indifférence divine et d'Appui de la montagne pendant 10 à 15 minutes en exerçant une pression moyenne mais soutenue.

❷ Divisez Appui de la montagne pendant 10 minutes en exerçant une forte pression.

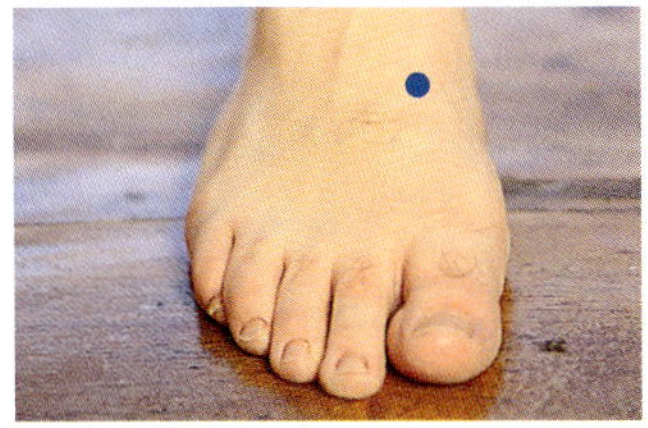

● En cas de tuméfactions, exercez une pression moyenne sur Attaque suprême (situé dans l'angle formé par le premier et le second métatarsien) pendant 3 à 5 minutes.

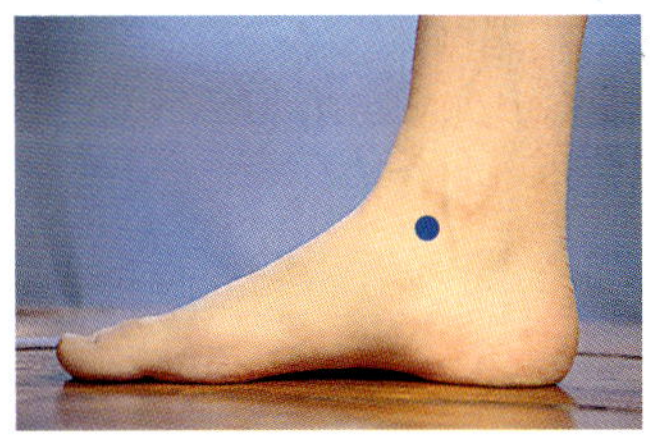

● Exercez une pression moyenne à forte sur Colline du négociant pendant 5 minutes.

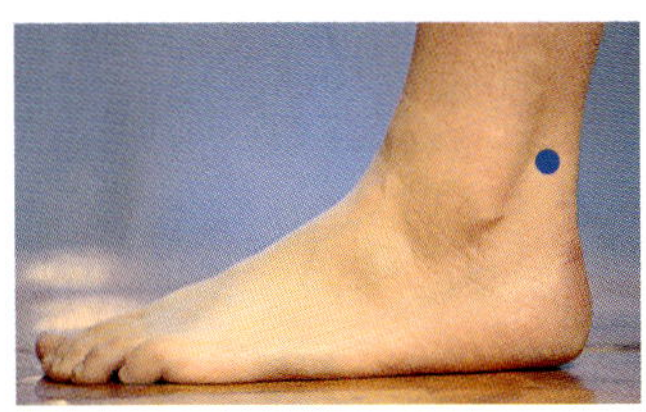

● Exercez une pression moyenne sur Haute montagne du Tibet pendant 5 à 10 minutes.

Mal du mouvement, mal de mer

Le mal du mouvement ou cinétose se manifeste par des symptômes tels que sueurs, nausées, vomissements ou troubles circulatoires. La cause en est un mauvais aiguillage des impulsions nerveuses motrices. Souvent, il suffit de se concentrer sur un point fixe pour se sentir déjà mieux (en cas d'indigestion ou d'intoxication, les vomissements ne doivent pas être empêchés !). Les vomissements abondants et répétés provoquent une déshydratation importante une perte en sels minéraux pouvant constituer un risque mortel s'il n'y est pas mis un terme rapidement ! Il est recommandé de prendre du thé non sucré dans lequel on aura pris soin d'ajouter du sel de table ou d'acheter une solution toute prête en pharmacie.

Le traitement

► L'acupression digitale produit un effet calmant sur la motricité du tube digestif et aide à conserver une attitude calme et décontractée devant les éventuels désagréments du voyage.

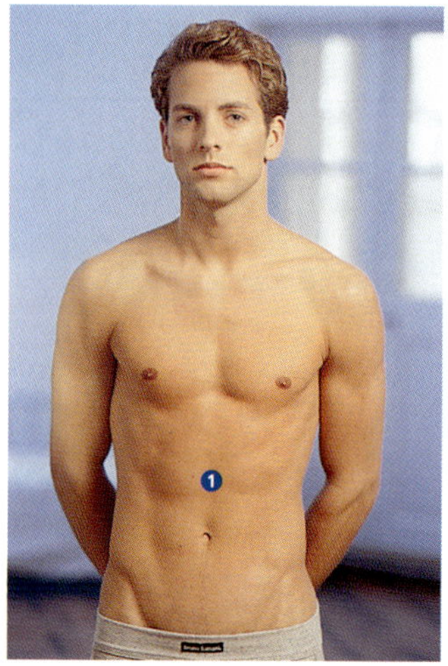

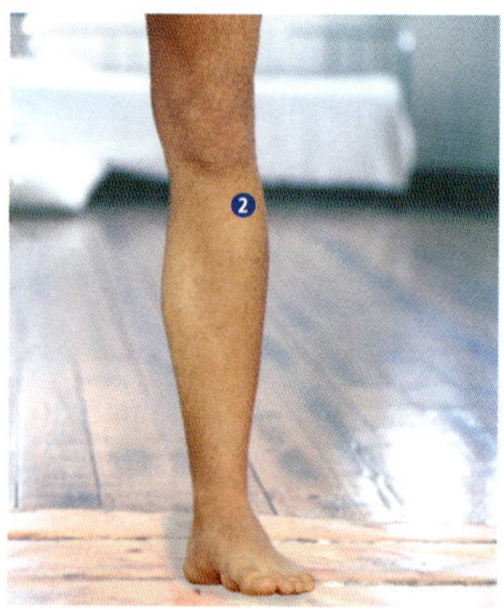

❶ Exercez une pression tout d'abord légère puis de plus en plus forte sur le point maître de l'estomac et sur Indifférence divine (❷) pendant 5 à 10 minutes.

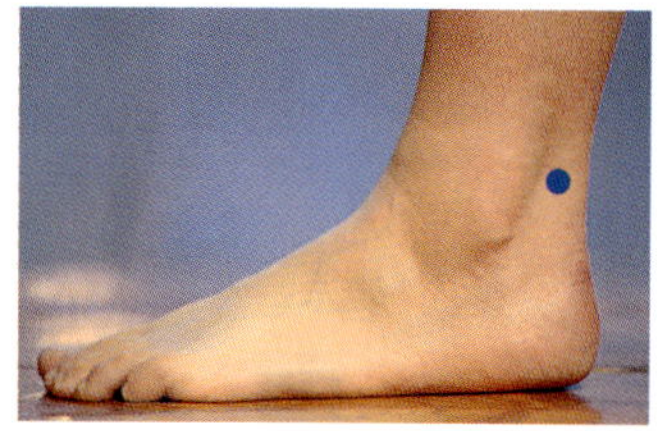

● En cas de sudations importantes, exercez une forte pression sur Torrent dans l'arrière-pays (à deux largeurs de doigt au-dessus de la malléole interne, juste à côté du tendon d'Achille) pendant 5 minutes.

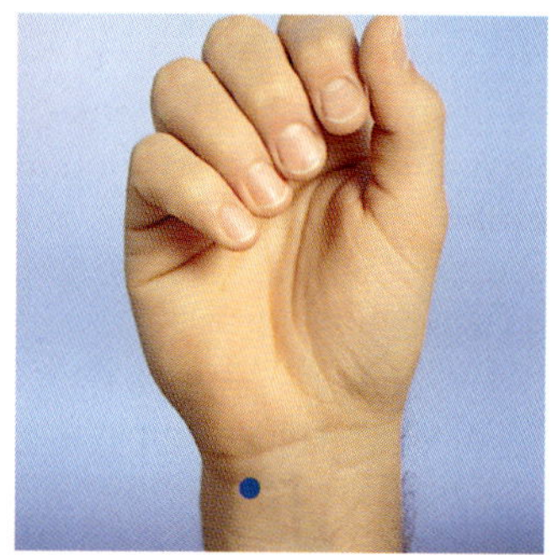

● Exercez une pression moyenne sur Porte divine (point d'équilibre énergétique) pendant 5 minutes.

Ménopause

Lors de la ménopause, le corps et le psychisme de la femme doivent s'adapter à une nouvelle situation hormonale. Les signes de ce changement endocrinien sont l'agitation intérieure, les bouffées de chaleur, l'instabilité et l'apathie. Les ovaires cessent généralement leur activité entre la 47e et la 53e année.

Si la production hormonale tombe alors en deçà d'un seuil critique, il convient, après examen gynécologique, de suivre un traitement médicamenteux destiné à stabiliser le système endocrinien.

IMPORTANT

En plus d'une manipulation préventive des points, l'acupression digitale est toujours indiquée pour améliorer les symptômes corporels secondaires.

Le traitement

► Par la manipulation des points d'harmonisation et de stabilisation (voir Nervosité, page 75), l'acupression digitale favorise les processus d'adaptation du corps et du psychisme aux changements qu'entraîne la ménopause.

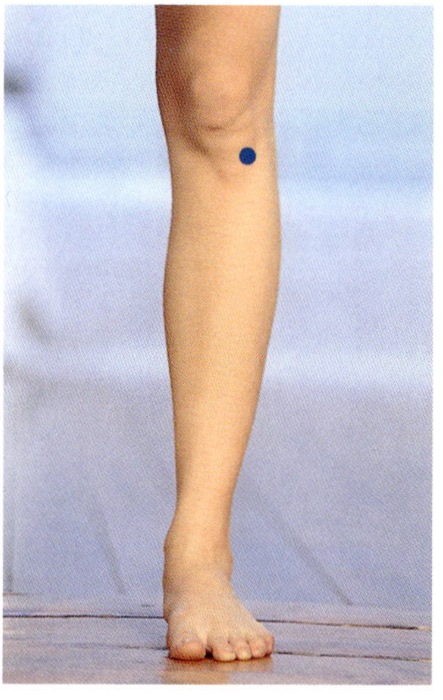

● Exercez une pression moyenne sur Indifférence divine pendant 5 à 10 minutes.

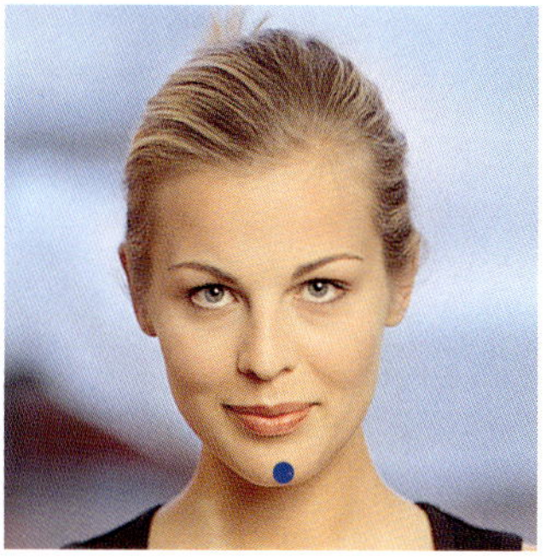

● Exercez une pression moyenne sur le point spécial directement situé sur la fossette du menton pendant 3 à 5 minutes.

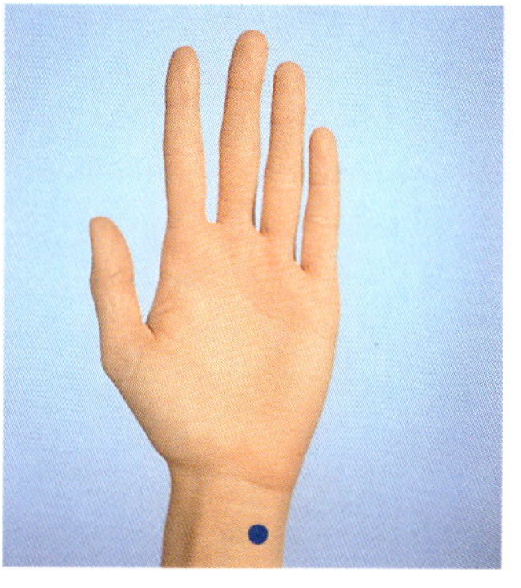

● Exercez une pression moyenne avec Lien avec le monde intérieur (à une largeur de pouce en dessous du poignet, dans l'axe de l'auriculaire) pendant 3 à 5 minutes.

Menstrues douloureuses

Les femmes jeunes sont les premières à souffrir de ces troubles. Règles irrégulières ou douloureuses (dysménorrhées) — et souvent les deux — sont la plupart du temps dues à un léger dérèglement hormonal. Les facteurs psychiques jouent ici un rôle important. Le syndrome prémenstruel est particulièrement désagréable puisqu'il est représenté par des maux de tête, de ventre et de dos, des gonflements, des éruptions cutanées, un état dépressif et léthargique, une grande irritabilité, un affaiblissement de la libido et même une tendance accrue aux accidents.

Le traitement

► L'acupression digitale permet d'harmoniser l'état général et d'activer l'hypophyse, instance de commande de la production hormonale. Il en résulte une stabilisation de l'alimentation du corps en hormones.

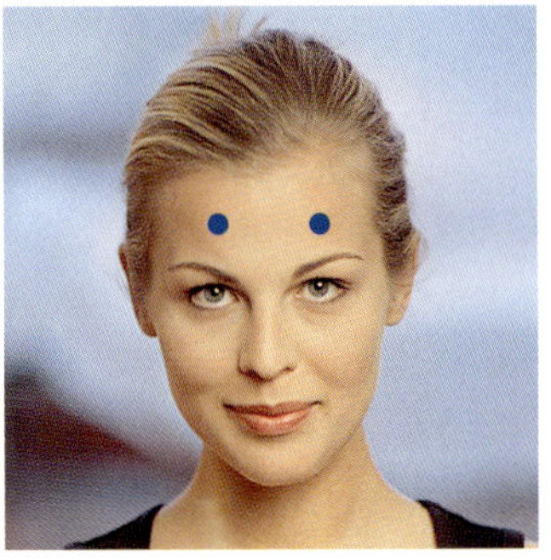

● Exercez une pression moyenne sur Point de conception (à trois largeurs de doigt au-dessus de la ligne des sourcils) pendant 5 minutes.

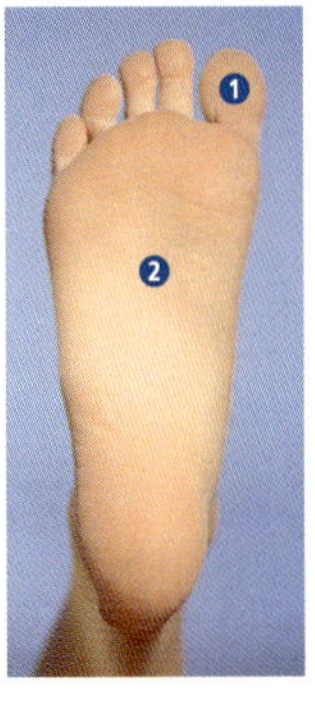

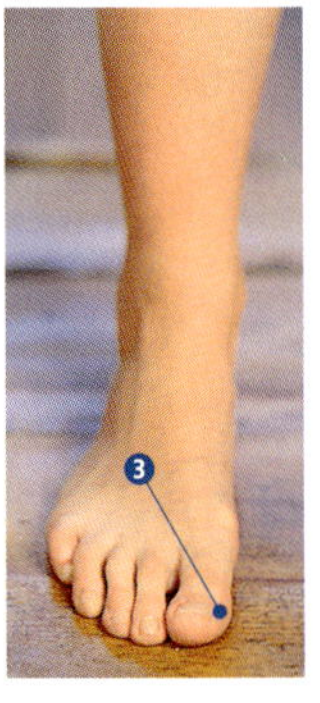

❶ Exercez une pression moyenne sur le point de la pulpe du gros orteil (qui se trouve en relation réflexe avec l'hypophyse, centre de commande de la production hormonale) pendant 5 à 10 minutes.

❷ Exercez une légère pression sur Printemps finissant pendant 10 à 15 minutes.
Une pression constante avec l'éminence de la base du pouce produit un effet relaxant et calmant (avec l'aide d'un partenaire).

❸ En cas de saignements trop abondants, exercez une pression moyenne à forte sur Éclat secret pendant 5 minutes.

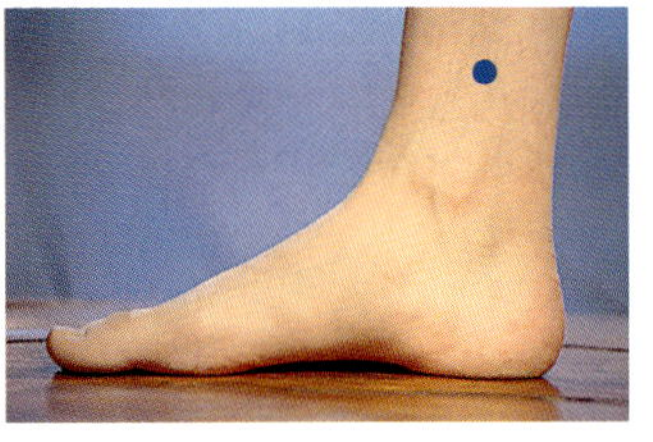

● En cas de crampes durant les règles (spasmes de l'utérus) et de douleurs menstruelles non spécifiques, exercez une pression tout d'abord légère puis un peu plus forte sur Rencontre des 3 Yin pendant 5 à 10 minutes.

IMPORTANT

Après la manipulation de ces points, reposez-vous 30 minutes !

Nervosité, neurasthénie

Affection très courante de nos jours, la neurasthénie est une maladie qui se manifeste par l'épuisement rapide des forces en raison d'une hyperirritabilité, elle-même due à un état d'irritation nerveuse prolongé. Ce déséquilibre du système nerveux s'accompagne de nombreux symptômes secondaires tels qu'une sudation anormalement forte, des insomnies, des palpitations cardiaques (sans troubles organiques) ou une agitation et une angoisse générales. Quelle que soit la forme qu'ils prennent, les troubles nerveux sont, à un stade avancé, le signe clair que les commandes du corps sont continuellement en conflit avec un ou plusieurs facteurs extérieurs, conflit qu'elles ne parviennent pas à résoudre.

Le traitement

► L'acupression digitale permet de réguler et d'harmoniser les énergies de la sphère psychovégétative.

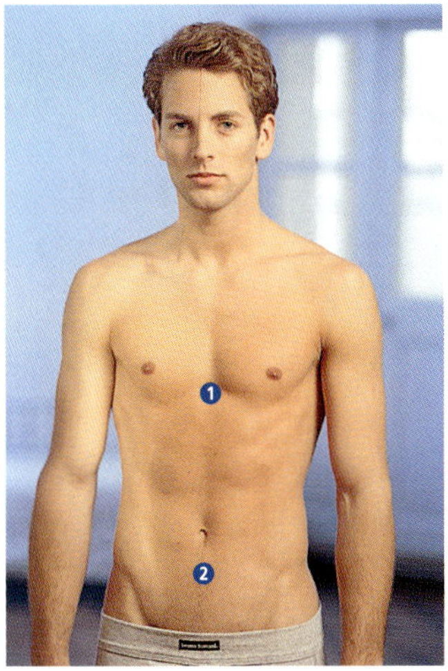

❶ Exercez une pression moyenne sur Queue de pigeon pendant 5 à 10 minutes.

❷ Pour libérer les énergies en cas de faiblesse générale, exercez une pression légère à moyenne sur Mer d'énergie pendant 5 à 10 minutes.

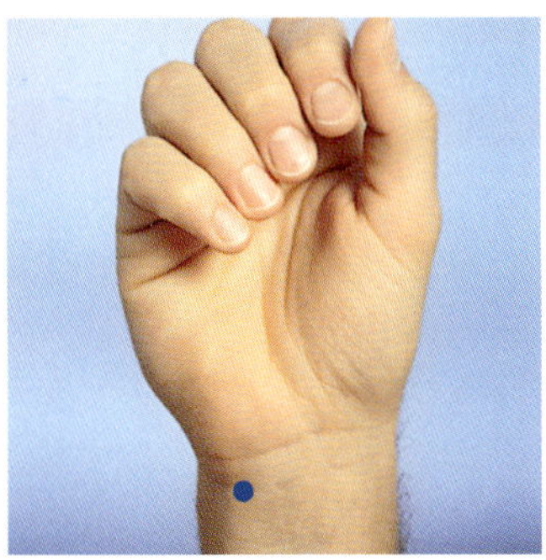

● Exercez une pression moyenne sur Porte divine pendant 3 à 5 minutes.

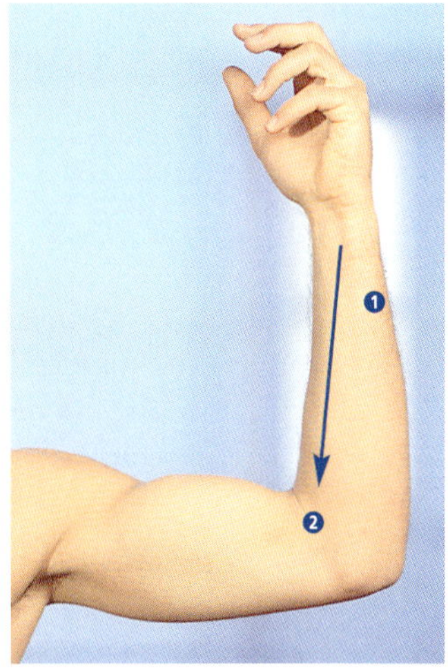

❶ Faites glisser vos doigts sur la zone de l'avant-bras (en direction du coude) 10 fois de chaque côté.

❷ En cas d'agitation intérieure et de troubles psychiques généraux, exercez une légère pression sur Mer inférieure (à mi-distance entre l'épicondyle et l'extrémité opposée du pli du coude) pendant 5 minutes.

CONSEIL !

Vous pouvez également manipuler Indifférence divine (page 45) en utilisant quelques gouttes d'huile essentielle de millepertuis le matin et de chardon le soir !

Prostate (troubles de la)

Située à la sortie de la vessie, la prostate est environ de la grosseur d'un marron et elle entoure l'urètre de l'homme. La dilatation et l'inflammation de cette glande constituent les troubles les plus fréquents. L'augmentation du volume de la prostate provoque un rétrécissement de la sortie de la vessie. Les conséquences en sont un besoin fréquent d'uriner, une sensation de brûlure lors de la diurèse et une miction difficile (écoulement goutte à goutte), voire l'impossibilité complète de vider la vessie. Les douleurs dans le bas du dos, l'envie fréquente d'uriner et la miction difficile sont les symptômes habituels de la prostatite, affection pouvant facilement devenir chronique. Les problèmes de prostate influent souvent sur l'état psychique (nervosité, insomnie).

■ Au moindre symptôme, il est indispensable de consulter un médecin ! Pour la réussite du traitement, il est essentiel que l'inflammation aiguë ne se transforme pas en prostatite chronique.

Le traitement

▸ L'acupression digitale permet d'empêcher que les symptômes d'une dilatation ou d'une inflammation de la prostate ne deviennent chroniques.

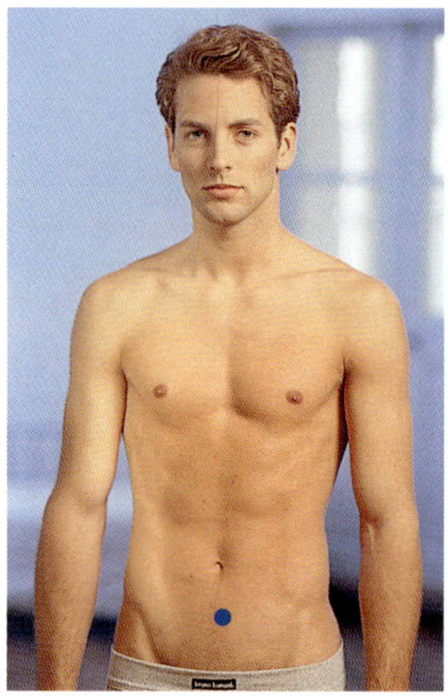

● Mettez-vous dans la position la plus confortable possible et demandez à votre partenaire de diviser et réunir Mer d'énergie pendant 5 à 10 minutes en exerçant une pression moyenne à forte.

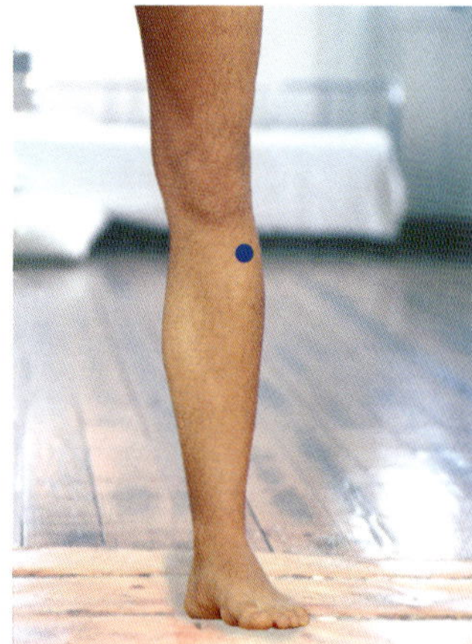

● Exercez une pression moyenne sur Indifférence divine pendant 10 minutes.

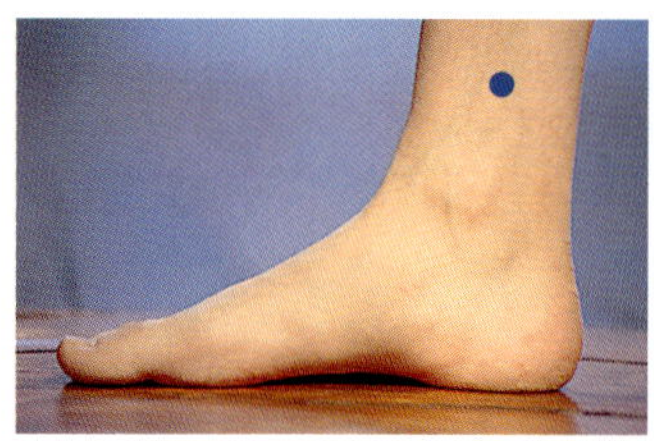

● Pour harmoniser l'ensemble de la région génitale, divisez Rencontre des 3 Yin pendant 5 minutes en exerçant une pression moyenne à forte.

Refroidissements

Les refroidissements sont en général des maladies infectieuses bénignes provoquées par une baisse de la température du corps. Les symptômes secondaires sont représentés par une légère fièvre, des maux de tête, une inflammation des voies respiratoires supérieures et, dans certains cas, des troubles stomacaux et intestinaux.

Le traitement

► L'acupression digitale vise à un renforcement général de l'organisme afin d'aider celui-ci à mobiliser ses défenses. Elle n'est bien sûr pas capable de guérir une infection grippale, mais peut toutefois influer de façon très bénéfique sur un certain nombre de symptômes secondaires (fatigue, impression d'étau, respiration nasale difficile) et raccourcir ainsi la durée de l'affection.

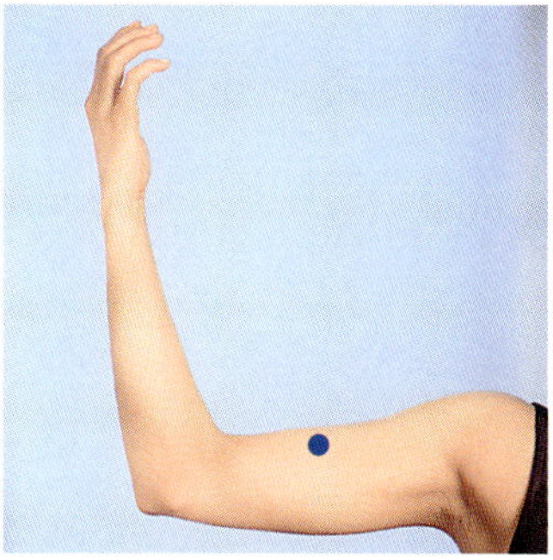

● Exercez une légère pression sur Côté blanc (au milieu du bras, directement sur le biceps) pendant 2 ou 3 minutes.

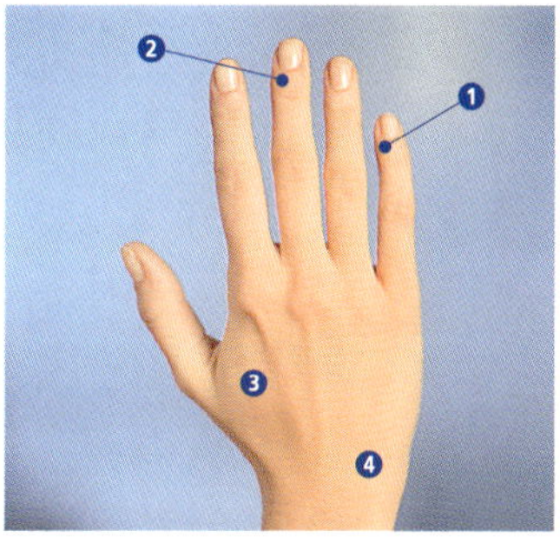

❶ En cas de risque infectieux important, manipulez préventivement Grosse vague et Point d'attaque concentré (❷) pendant 3 à 5 minutes en exerçant une forte pression.

❸ Exercez une forte pression sur Creux du vallon pendant 5 minutes.

❹ Exercez une pression moyenne sur Étang Yang pendant 5 à 10 minutes.

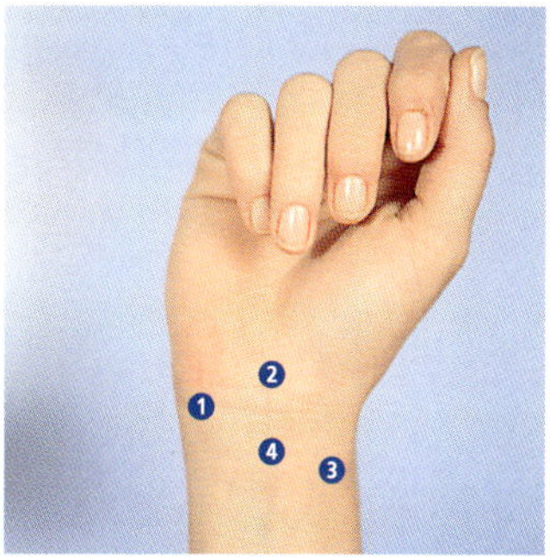

❶ Exercez une pression moyenne sur Porte des Dieux pendant 3 à 5 minutes.

❷ Exercez une pression moyenne sur Grande élévation pendant 3 à 5 minutes.

❸ Manipulez à travers le goulet de préférence avec le pouce (prenez le poignet entre le pouce et l'index) pendant 10 minutes en exerçant une forte pression.

❹ Exercez une pression moyenne sur Rempart intérieur (à trois largeurs de doigt sous le poignet) pendant 5 minutes.

CONSEIL !

En cas de risque de refroidissement, vous pouvez aussi manipuler, à titre préventif, les trois ou quatre points auxquels vous réagissez particulièrement bien !

Respiration perturbée

Le souffle court, les bruits respiratoires forts et la respiration accélérée au repos, c'est-à-dire non consécutifs à un effort physique, peuvent avoir des causes aussi bien organiques que psychiques. Dans la doctrine holistique, la respiration symbolise la vie. Dans de nombreuses langues, le même mot est utilisé pour désigner tour à tour l'esprit, l'âme, la vie et la respiration. Les symptômes vont de la simple sensation d'oppression dans la poitrine jusqu'au spasme complet des muscles bronchiques en cas d'asthme. Si vous souffrez de troubles respiratoires, il vous faut connaître vos limites dans ce domaine et ne pas avoir peur de les reconnaître. Il importe d'éviter tout ce qui peut vous gêner (par exemple la fumée de cigarette).

CONSEIL !

Faites un test simple : normalement, vous devriez être capable de gonfler un sachet en plastique de 15 cm × 25 cm en une seule expiration.

Le traitement

▶ L'acupression digitale permet de réduire sensiblement la fréquence des crises d'asthme.

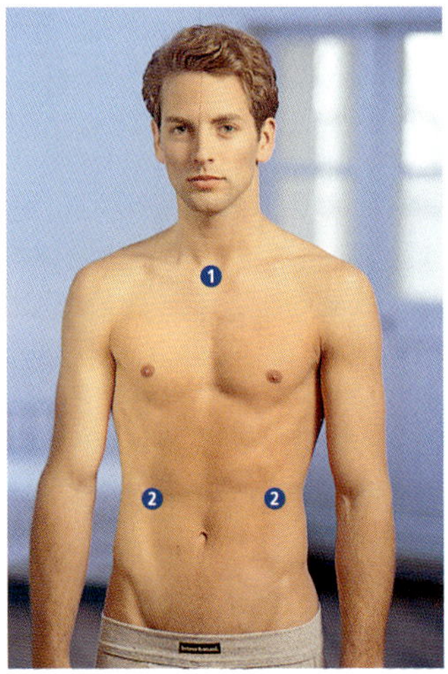

❶ Manipulez Cha-ba-ex (point spécial situé sur la pointe supérieure du sternum, au niveau de la gouttière claviculaire — peut également être tapoté) en exerçant une pression dirigée vers le haut, légère au début puis s'accroissant jusqu'à devenir moyenne, durant 5 minutes.

❷ Massez circulairement le point spécial 1 (situé entre les pectoraux et le nombril, dans l'axe de chacun des deux tétons) en exerçant une forte pression pendant 5 à 10 minutes.

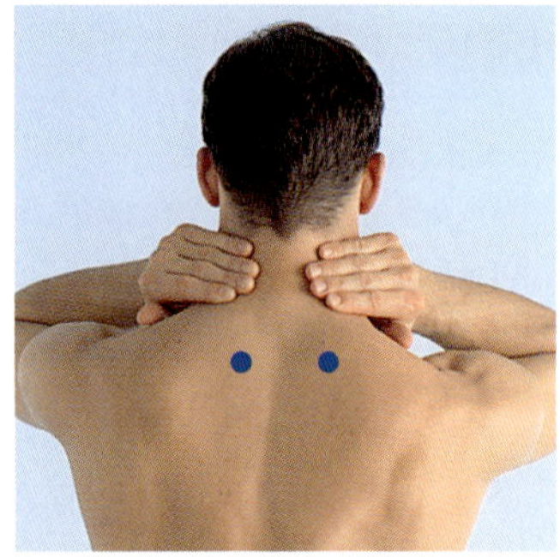

● Demandez à votre partenaire de manipuler le point spécial 2 (situé à deux largeurs de doigt de la colonne vertébrale, à droite et à gauche, au niveau de la troisième vertèbre thoracique) pendant 5 à 10 minutes en exerçant une pression dirigée vers l'extérieur, légère au début et allant croissant.

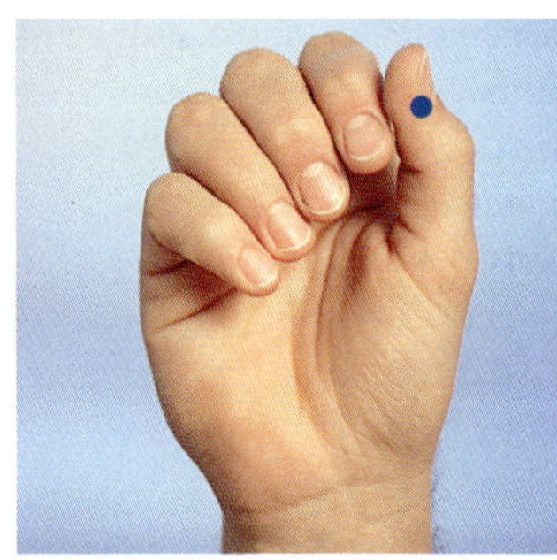

● Exercez une forte pression sur Jeune négociant (point maître des poumons). Si vous êtes asthmatique, vous pouvez manipuler ce point 3 ou 4 fois par jour sur chaque main.

Rhumatismes

Les rhumatismes peuvent être désignés comme une maladie populaire. Le fait qu'elle touche un très grand nombre de personnes, la multiplicité de ses causes et de ses formes ainsi que l'absence de traitement classique capable d'y remédier font de cette maladie un véritable problème de santé publique.

Le terme « rhumatismes » englobe différents types de dégénérescences touchant certaines parties de l'appareil locomoteur. Les personnes atteintes de rhumatismes présentent la plupart du temps une diminution de la mobilité, de fortes douleurs et une inflammation des articulations accompagnée de tuméfactions. Les premières parties à être touchées sont généralement les doigts et les orteils. Viennent ensuite les poignets, les genoux et les épaules si rien n'est entrepris à temps. Pour soulager les douleurs, manipulez aussi les points de douleur (page 82).

■ Si, d'après le diagnostic médical, il s'avère que vous êtes atteint de rhumatismes, l'acupression digitale peut constituer une précieuse mesure d'accompagnement.

Le traitement

▶ L'acupression digitale agit sur le métabolisme (surveillez aussi votre alimentation !) et soulage la douleur (également Jambes douloureuses, page 49, douleurs articulaires, page 59, et Douleurs, page 59).

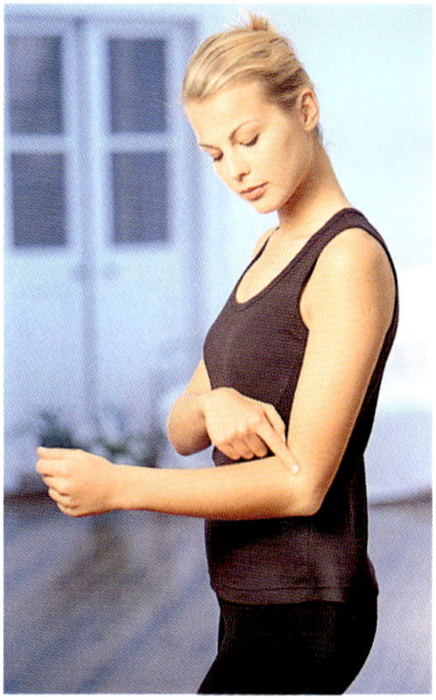

● En cas de diminution de la mobilité, de douleurs, de paralysies ou de troubles de la sensibilité dans les bras et les épaules, exercez une pression moyenne sur Courbe de l'étang (page 56) pendant 5 minutes.

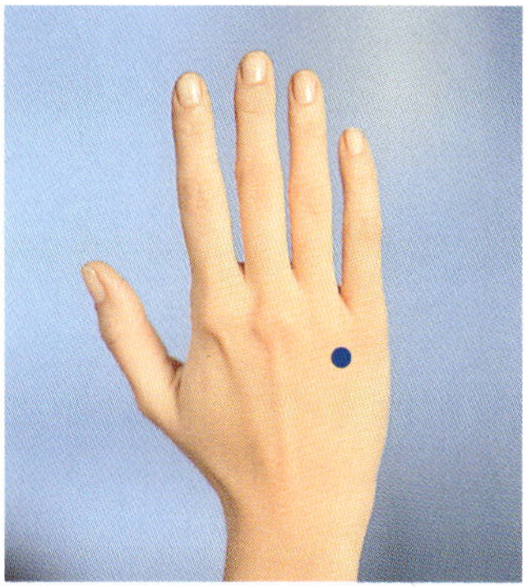

● Pour soulager rapidement la douleur exercez le cas échéant une forte pression sur Île du milieu (point de décontraction et d'harmonisation pour de nombreuses formes de réduction de la mobilité).

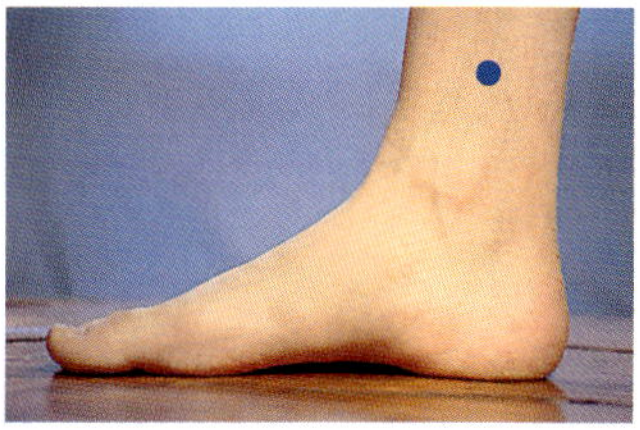

● Divisez Rencontre de 3 Yin pendant 5 minutes en exerçant une pression moyenne.

Saignements de nez

Les saignements de nez ont le plus souvent des causes extérieures (coup, chute, grattage, etc.) ; plus rarement, ils sont le signe de troubles plus graves (hypertension, altérations hématologiques). La cause la plus fréquente est le retrait des morceaux de mucus séché. Si une seule narine saigne, la cause est généralement locale et directe ; Lorsque les deux narines saignent, on doit plutôt en conclure à un trouble d'ordre général.

Le traitement

► En général, les saignements de nez s'arrêtent au bout de quelques minutes de manipulations.

IMPORTANT

Il est indispensable de prévenir un médecin lorsque :

- le saignement est abondant et ininterrompu ;
- le saignement a été précédé par un choc à la tête qui n'a pas directement concerné la région nasale.

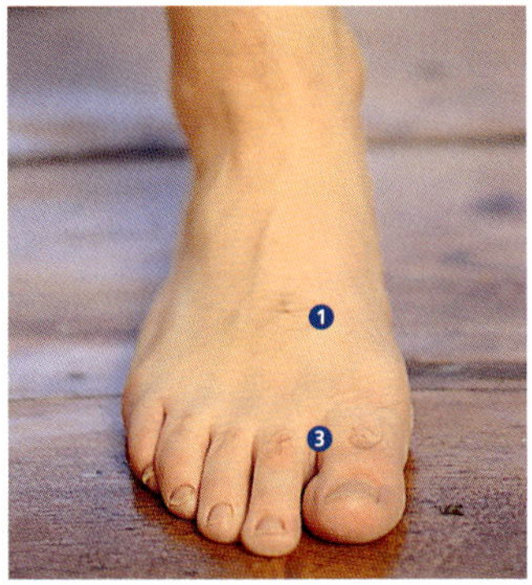

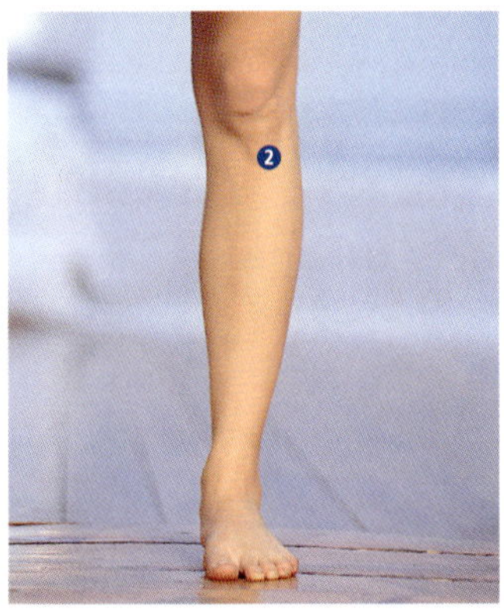

❶ Demandez à un partenaire d'exercer une pression moyenne sur Attaque suprême et Indifférence divine (❷) pendant 5 minutes.

❸ Exercez une forte pression sur Chemin déterminé pendant 5 minutes.

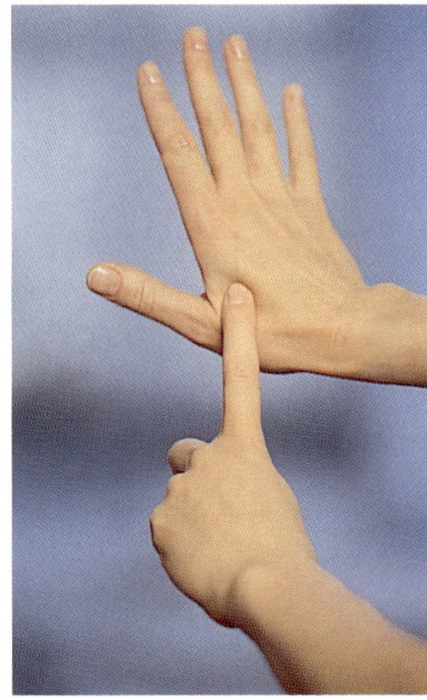

● Creux du vallon (point des muqueuses, page 74) est le point qu'il est le plus facile de manipuler soi-même. Exercez une forte pression pendant 5 minutes.

CONSEIL !

Mesure générale : asseyez-vous le dos bien droit et sans parler. Ne reniflez pas, respirez calmement par la bouche et ne penchez pas la tête vers l'arrière ! Posez des glaçons ou un linge froid dans la nuque tout en pressant légèrement les narines entre les doigts.

Sciatiques, lumbagos

Le nerf sciatique est l'un des plus longs cordons nerveux que compte le corps humain. Il va de la région du sacrum jusqu'aux orteils. Si l'une de ses ramifications se coince quelque part (en cas, par exemple, de hernie discale ou de discopathie), survient alors la douleur sciatique typique et une réduction importante de la mobilité. Lorsque le nerf est écrasé à l'endroit où il sort du foramen intervertébral, il peut s'ensuivre une paralysie. Les douleurs survenant tout de suite après un faux mouvement ou après avoir soulevé une charge trop lourde reçoivent le nom de lumbago. Ces troubles peuvent devenir chroniques si leur cause n'est pas écartée par un orthopédiste (Problèmes de colonne vertébrale, page 52).

Le traitement

▶ L'acupression digitale permet de soulager les douleurs et de détendre les contractures musculaires.

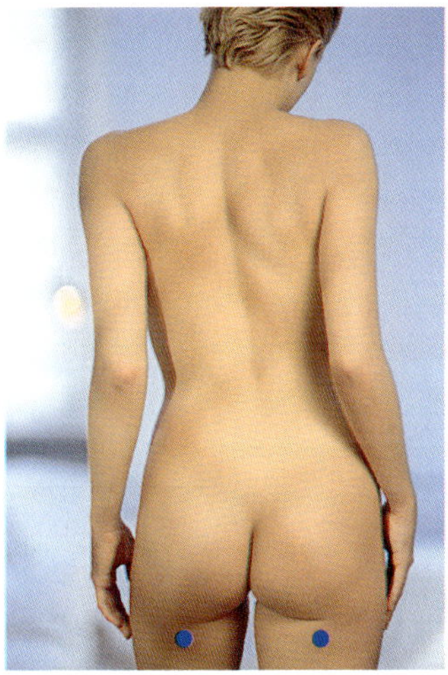

● Allongez-vous confortablement sur le ventre et demandez à votre partenaire de réunir Point d'appui en exerçant une forte pression pendant 10 minutes.

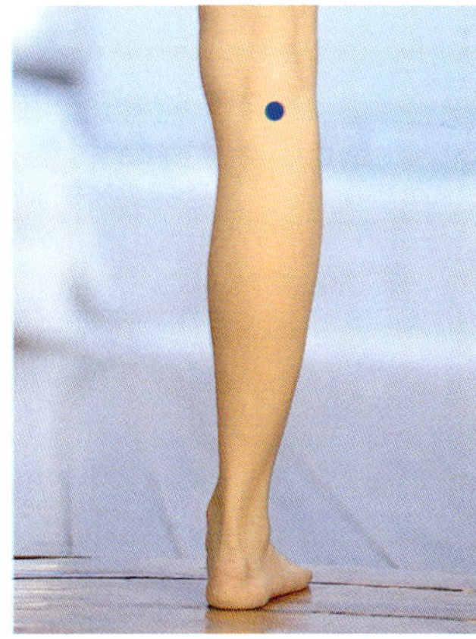

● Milieu du pli de flexion (au centre du creux poplité) peut être traité pendant 2 minutes par acupuncture avant de passer à l'acupression digitale. Divisez Milieu du pli de flexion pendant 3 minutes en exerçant une pression légère à moyenne.

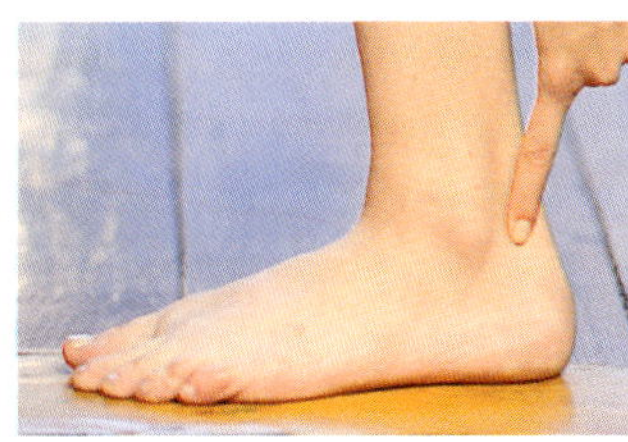

● En cas de membres douloureux, manipulez Montagne des Dieux (point maître des douleurs ; également appelé Haute montagne du Tibet, page 71) pendant 5 minutes en exerçant une forte pression dirigée vers le talon.

Sexualité à problèmes

Les problèmes psychiques (angoisses inconscientes, problèmes de couple, etc.) jouent un rôle primordial dans les troubles sexuels. C'est pourquoi les traitements purement médicamenteux restent souvent sans effets. Une vie sexuelle satisfaisante sur le long terme n'est possible que s'il règne entre les deux partenaires, tant au plan physique que moral, une atmosphère détendue et exempte de peur, de sentiment de culpabilité et de volonté de performance. Chez les femmes, les troubles sont souvent plus difficiles à déceler, car ils n'entravent pas forcément l'accomplissement de l'acte sexuel (voir aussi Nervosité, page 75, et Angoisses, page 45). Si vous vous sentez concerné par ce genre de problèmes, vous pourrez trouver aide et soutien auprès d'un conseiller conjugal !

Le traitement

► Si votre partenaire est d'accord pour que vous pratiquiez l'acupression digitale à deux, cela peut constituer le premier pas vers un traitement réussi.

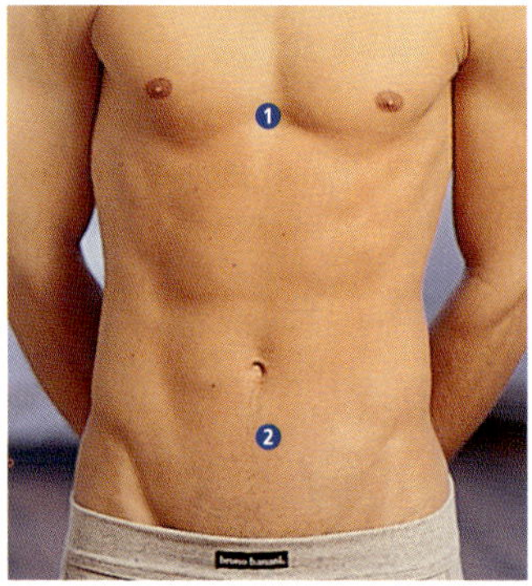

❶ En cas d'éjaculation précoce, exercez une forte pression sur Queue de pigeon pendant 5 minutes. Ce point peut être manipulé par la partenaire avant ou pendant l'acte sexuel.

❷ Exercez une pression moyenne sur Mer d'énergie pendant 5 minutes.

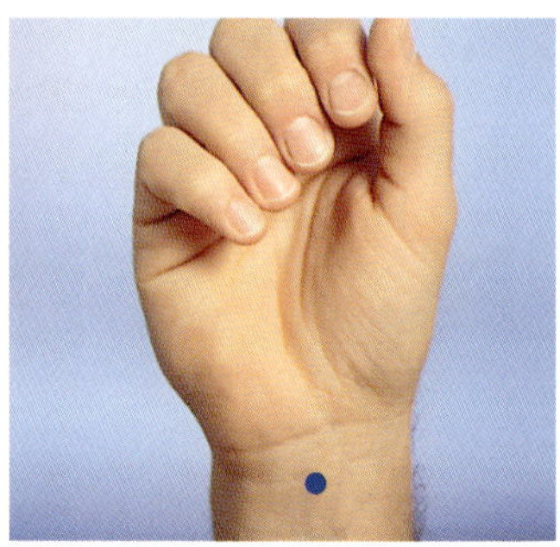

● Pour rééquilibrer le psychisme, exercez une pression moyenne sur Grande élévation pendant 5 minutes. Même effet pour Indifférence divine (voir en haut à droite).

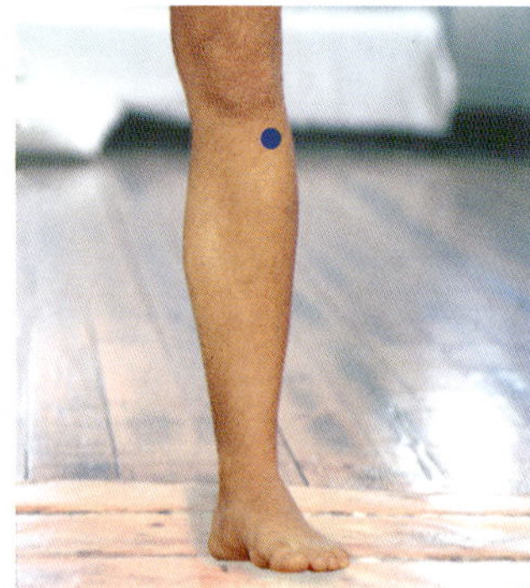

● Exercez une pression moyenne sur Indifférence divine pendant 5 minutes.

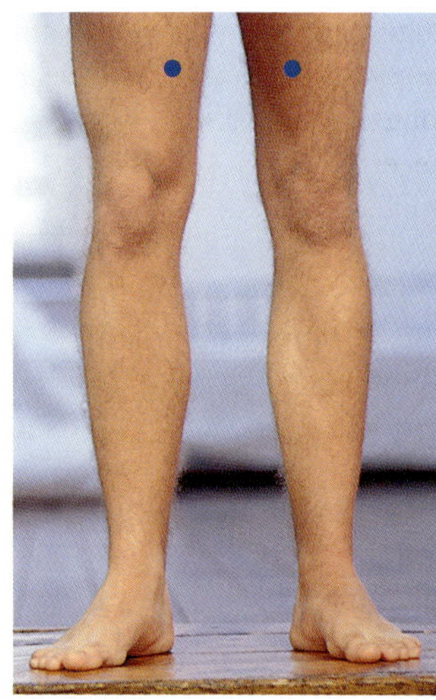

● En cas de frigidité ou d'impossibilité d'éjaculation, divisez et réunissez les points spéciaux de la cuisse pendant 5 à 10 minutes en exerçant une pression moyenne.

Sinusite

Beaucoup de gens souffrent d'une irritation chronique des muqueuses qui tapissent les sinus (maxillaires, frontaux et ethmoïdaux). Au moindre courant d'air ou à la plus petite baisse de température, une inflammation peut alors se produire (sinusite). Les symptômes secondaires sont représentés par une sensibilité des sinus au toucher, le nez bouché, une voix nasillarde et parfois des maux de tête ou une augmentation de la température corporelle. Un rhume se prolongeant au-delà d'une semaine est souvent le signe d'une inflammation des sinus.

■ En cas de sinusite, un diagnostic médical est indispensable pour pouvoir décider d'un traitement approprié.
L'acupression digitale influe de façon très positive sur le déroulement de la sinusite et, appliquée à temps, elle peut empêcher que l'inflammation se propage du nez à la région des sinus maxillaires et frontaux.

Les symptômes d'une sinusite aiguë peuvent durer jusqu'à trois semaines — aussi pour réduire cette durée est-il recommandé de manipuler les points d'acupression digitale dès l'apparition des premiers symptômes !

Le traitement

► L'acupression digitale vient compléter le traitement habituel par inhalations et gouttes nasales. La guérison ponctuelle et répétée de la sinusite à l'aide de l'acupression apporte une amélioration sur le long terme.

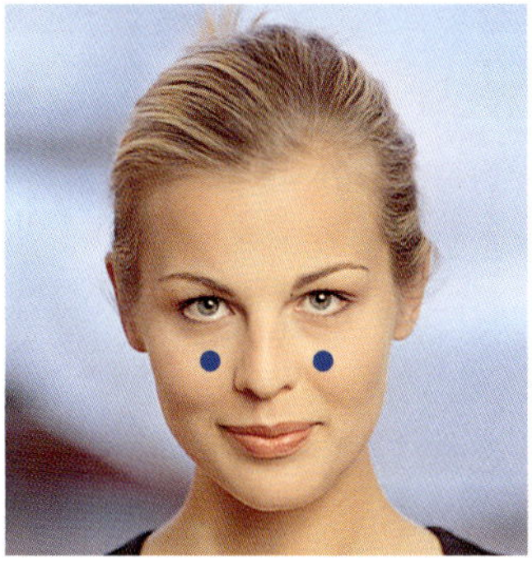

● Exercez une pression légère mais soutenue et allant croissant sur Quadruple clarté (situé dans une petite dépression de part et d'autre du nez) pendant 3 à 5 minutes. Répétez l'opération jusqu'à 5 fois par jour.

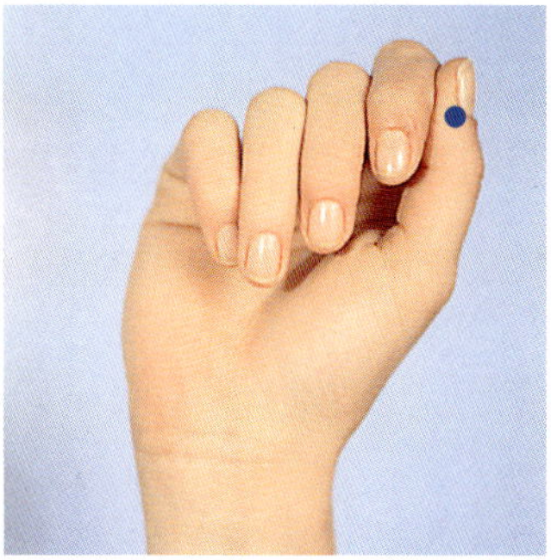

● Pour agir sur la lymphe, exercez une pression moyenne sur Jeune négociant pendant 3 à 5 minutes.

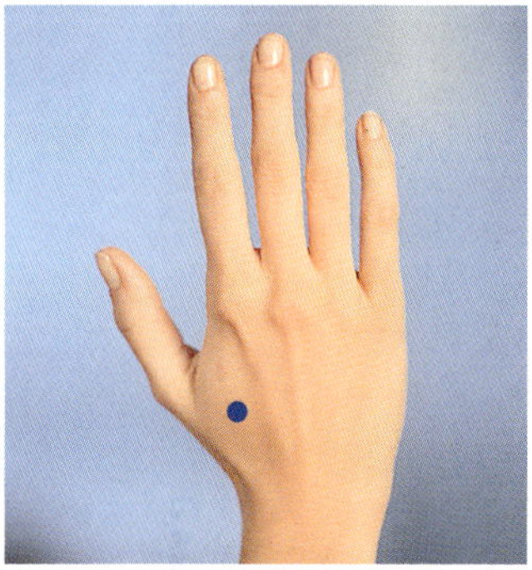

● Pour obtenir un effet curatif sur l'inflammation, exercez une pression moyenne à forte sur Creux du vallon pendant 5 minutes.

Sommeil perturbé

Les troubles du sommeil, qui marquent souvent le début du cercle vicieux que constituent le changement du cycle veille-sommeil et la prise de somnifères, sont, d'une part, le plus souvent symptôme d'un autre problème et peuvent, d'autre part, être la cause de troubles à venir. L'acupression digitale permet de lutter efficacement contre les problèmes d'endormissement et de sommeil en général. Lorsque l'on a du mal à s'endormir, c'est que le canal énergétique du signal de repos est bloqué (par une hyperactivité cérébrale ou un poids psychique). Quand il devient impossible de s'endormir ou de se rendormir, il arrive souvent que l'on ait recours à des somnifères avec toutes les conséquences désastreuses que cela entraîne (accoutumance et phénomène de manque en cas de sevrage).

Le traitement

▶ L'objectif de l'acupression digitale est de rétablir le calme intérieur par une harmonisation psychique, et donc d'éviter la prise de somnifères.

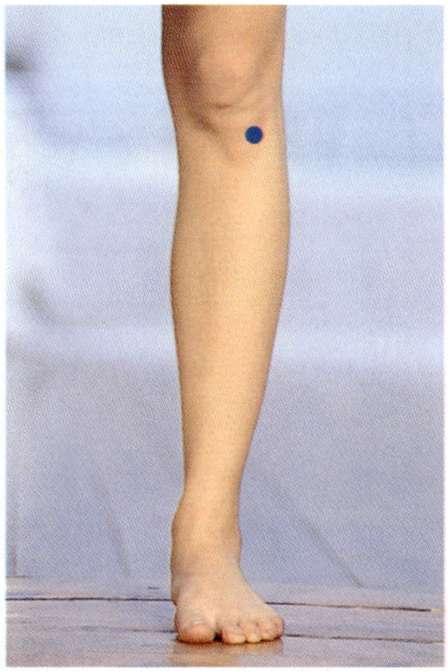

● Exercez une forte pression sur Indifférence divine (lentement et avec un maximum de concentration) pendant 10 minutes.

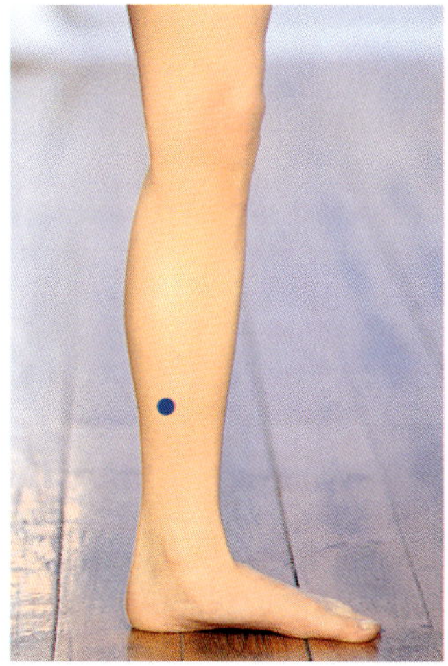

● Réunissez Ville du milieu pendant 5 minutes en exerçant une pression moyenne (lentement et avec un maximum de concentration).

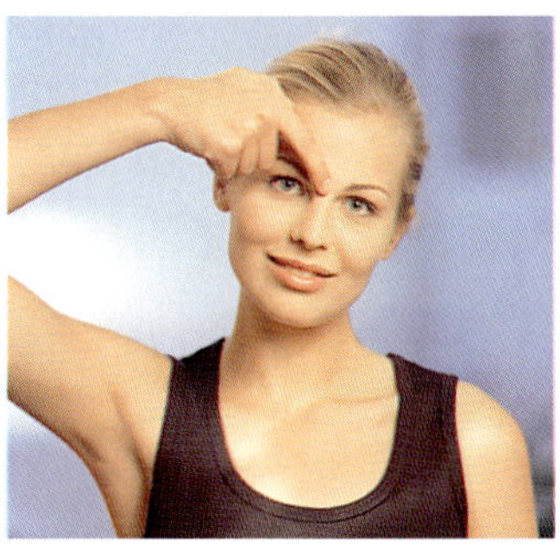

● Exercez une légère pression sur le point spécial situé entre les sourcils (lentement et avec un maximum de concentration) pendant 3 à 5 minutes.

CONSEIL !

La combinaison Point spécial et Indifférence divine est particulièrement recommandée pour l'endormissement, tandis qu'il est préférable de combiner Ville du milieu et Indifférence divine pour se rendormir après s'être réveillé. En complément : manipulation de la pulpe des doigts (voir Difficultés de concentration, page 53).

Surcharge pondérale

Le comportement alimentaire est, dans la plupart des cas, le miroir du psychisme. La boulimie qui taraude la plupart des personnes souffrant de surcharge pondérale n'est souvent rien d'autre que l'expression transposée du besoin d'être aimé et choyé. Ce phénomène s'observe déjà chez le nourrisson et le jeune enfant — et l'obésité chez l'adulte est souvent liée à l'éducation alimentaire reçue dans l'enfance. Seulement 1 à 2 % des cas d'obésité sont d'origine hormonale ! La surcharge pondérale est l'un des principaux facteurs d'aggravation du risque d'infarctus, de diabète, d'apoplexie, de maladies vasculaires et de troubles digestifs.

Le traitement

▶ L'acupression digitale permet d'activer d'importants centres nerveux commandant l'appétit naturel (voir aussi Troubles neurovégétatifs, page 86).

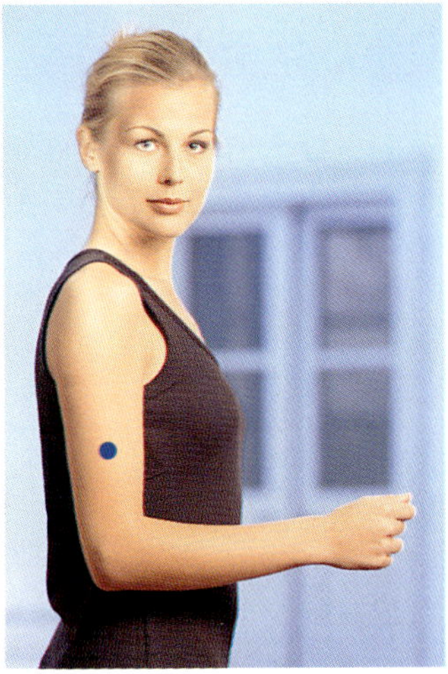

● Exercez une légère pression sur Lac extincteur pendant 30 secondes.

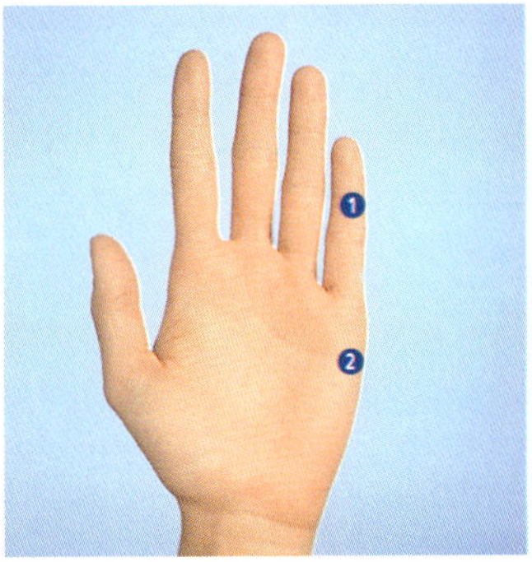

❶ Exercez une forte pression avec l'ongle du pouce sur le point spécial des fonctions excrétoires (sur le sillon de la dernière jointure de l'auriculaire) pendant 20 secondes en vous réglant sur le rythme cardiaque.

❷ Exercez une forte pression sur Sillon postérieur pendant 5 minutes.

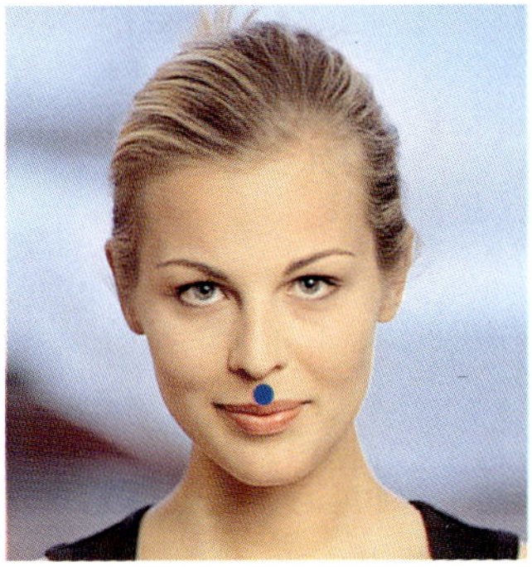

● Exercez une légère pression sur Centre de l'homme (entre la lèvre supérieure et les narines) pendant 90 secondes.

CONSEIL !

● Sillon postérieur et Ruisseau au dégel (page 70) ne doivent être manipulés que le matin.
● Exercez une légère pression sur Centre de l'homme et Lac extincteur pendant à peu près 30 secondes chacun à chaque fois que vous sentez l'appétit venir.
● En complément, vous pouvez aussi manipuler Indifférence divine (page 45).

Système neurovégétatif dérangé, dystonie

On entend par ces termes toutes les réactions non appropriées, et par définition inconscientes, du système neurovégétatif, quel que soit le symptôme corporel par lequel elles se manifestent. La médecine classique pose ici le diagnostique de « dystonie neurovégétative » dès lors que le patient présente des maux de tête, des troubles du sommeil, des troubles de la circulation sanguine ou des vertiges sans qu'il soit possible de déceler aucune cause organique à ces symptômes. Ceux-ci sont tout d'abord bénins, mais peuvent, si rien n'est fait, conduire à des troubles chroniques ou permanents du système nerveux.

■ À l'origine de beaucoup de troubles neurovégétatifs se trouvent un rapport faussé entre tension et détente. Évitez tout stress inutile et profitez de toutes les occasions pour chercher à vous décontracter afin de retrouver votre calme et votre équilibre.

Le traitement

► L'acupression digitale aide à faire face aux problèmes de la vie quotidienne avec plus sérénité et permet de cette façon d'acquérir une plus grande confiance en soi.

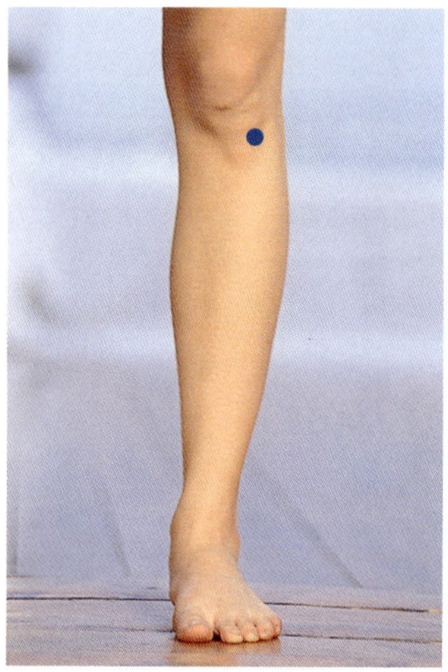

● Exercez une pression moyenne sur Indifférence divine (le nom de ce point semble ici particulièrement parlant !) pendant 10 minutes.

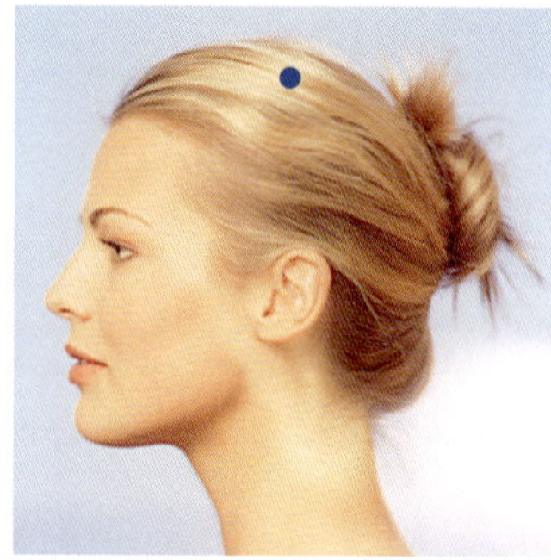

● Exercez une légère pression sur Grande réunion pendant 3 à 5 minutes.

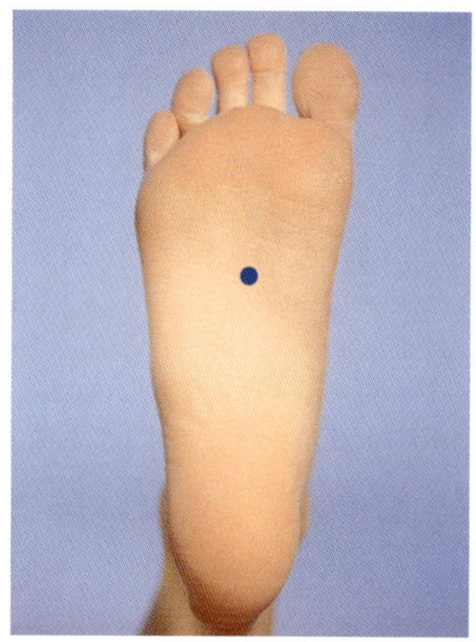

● Installez-vous confortablement et demandez à votre partenaire de presser légèrement avec l'éminence de la base du pouce sur Printemps finissant (point se trouvant en relation réflexe avec le plexus solaire et agissant par ce bais sur le centre neurovégétatif) pendant 2 minutes.

Tabagisme

Fumer augmente considérablement le risque d'un grand nombre de maladies, notamment celui de l'artériosclérose et de l'infarctus. L'altération des poumons et la « toux du fumeur » dont elle s'accompagne souvent sont monnaie courante chez les consommateurs de tabac. L'acupression digitale agit sur le système nerveux en le renforçant. Les personnes qui ont suffisamment de volonté pour s'arrêter de fumer n'ont dès lors plus besoin de la cigarette pour combler un déficit énergétique. Mais beaucoup de gens ne fument que par habitude et dans ce cas arrêter revient à désapprendre ou plutôt à réapprendre, c'est-à-dire à remplacer la cigarette par une autre activité (pourquoi ne pas essayer, par exemple, l'acupression digitale).

Des résultats non négligeables ont également été obtenus au moyen de l'acupuncture pratiquée sur certains points de l'oreille. Si vous désirez guérir du tabac grâce à l'acupuncture de l'oreille, il est recommandé de vous adresser à un spécialiste car, pour être efficace à long terme, le traitement doit être exécuté avec la plus grande précision.

Le traitement

► En phase de sevrage, l'acupression digitale peut atténuer la plupart des symptômes désagréables liés au manque.

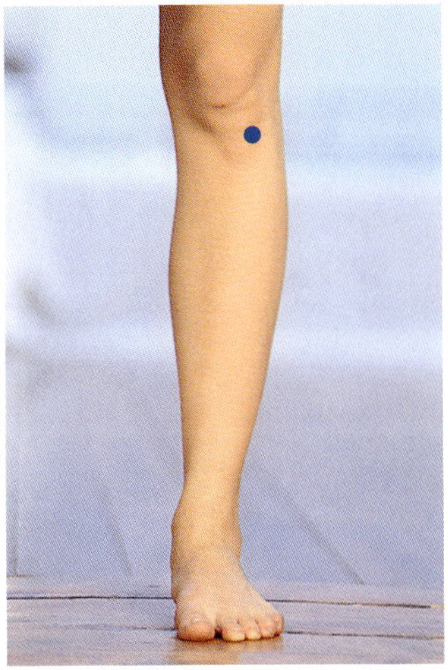

● Pour équilibrer et harmoniser, exercez une forte pression sur Indifférence divine et Porte divine (photo à droite) pendant 10 minutes.

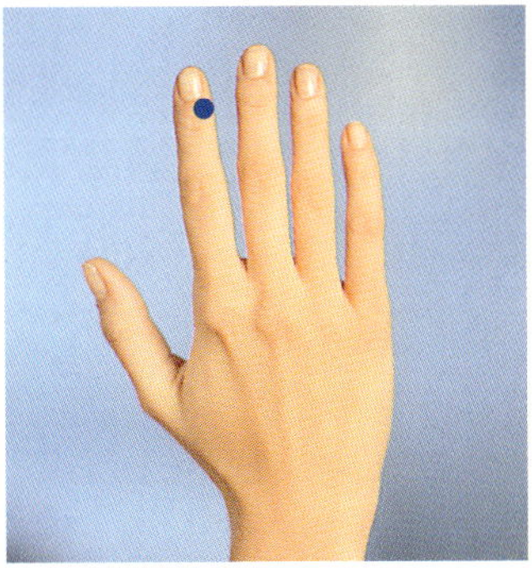

● En cas de symptômes de dégénérescence nerveuse, exercez une forte pression sur le point spécial de l'index (situé sur le coin de la gouttière unguéale, côté majeur) pendant 5 à 10 minutes.

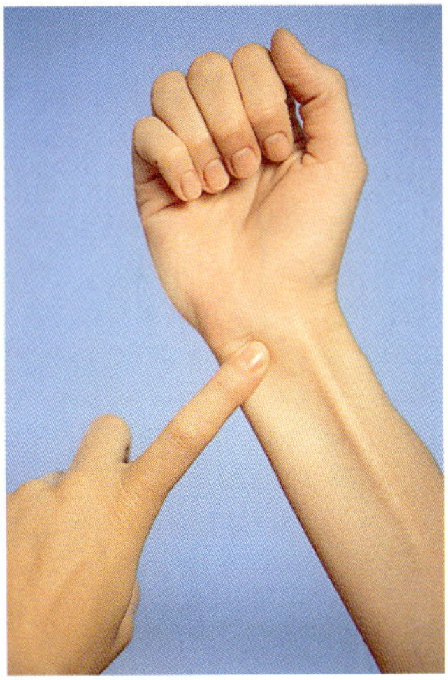

● Exercez une pression moyenne sur Porte divine (page 78) pendant 5 minutes.

Toux

Le fait de tousser est un réflexe naturel du corps qui cherche à se débarrasser des toxines infestant la région respiratoire. Tout ce qui exerce une action irritante sur les voies respiratoires (corps étrangers, poussière, mucus, toxines dues au tabac, etc.) et gêne par conséquent la respiration déclenche le réflexe tussif, qui se manifeste par des dégagements d'air spasmodiques. Tousser est le plus souvent bénéfique, c'est pourquoi les médicaments destinés à inhiber la toux doivent être pris avec modération et seulement sur avis du médecin.

■ La toux peut toutefois être aussi le symptôme d'une maladie. Aussi est-il vivement recommandé de consulter un médecin au plus vite si vous éprouvez des douleurs cuisantes dans la poitrine lorsque vous toussez ou si le mucus expectoré contient du sang, ou encore si la toux perdure au-delà de deux ou trois semaines !

Le traitement

► L'acupression digitale produit un effet sédatif sur les muqueuses irritées.
Lors des quintes, essayez de respirer lentement et profondément tout en manipulant les points d'acupression indiqués ci-après.

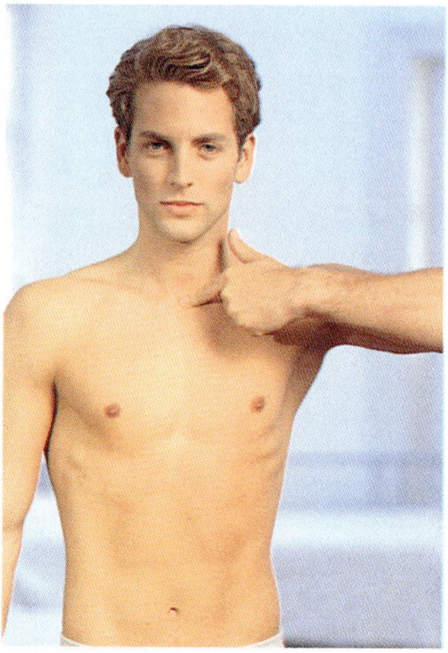

● En cas de quinte violente, manipulez successivement Chaba-ex (dans la petite dépression du cou) et Creux du vallon (ci-dessous) pendant 5 minutes en exerçant une pression forte et constante.

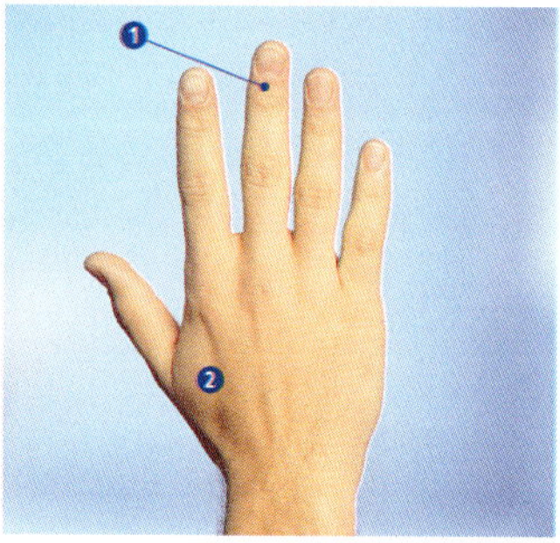

❶ Exercez une pression moyenne sur Point d'attaque concentré pendant 5 à 10 minutes.
❷ Exercez une forte pression sur Creux du vallon pendant 5 minutes.

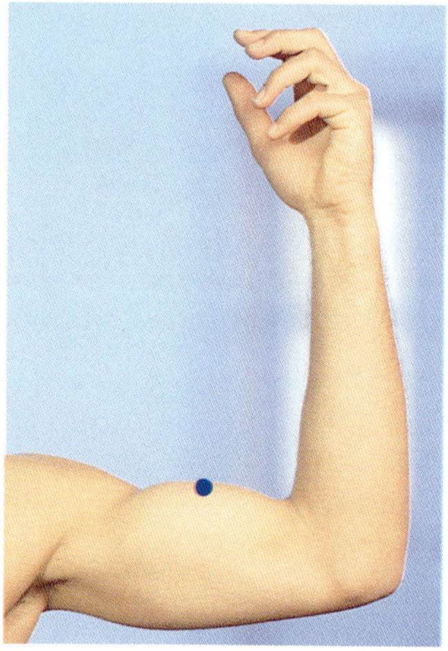

● Divisez Côté blanc (au milieu du bras, directement sur le biceps) en exerçant une pression légère pendant une ou deux minutes. Pour apaiser une toux d'irritation, appuyez seulement 30 secondes !

Ventre douloureux

Les maux de ventre non spécifiques peuvent être dus aussi bien à des problèmes digestifs qu'à des tensions et crispations psychiques. En cas de troubles organiques touchant l'appareil digestif, plusieurs organes sont généralement concernés. Il peut en découler un sentiment désagréable de trop-plein, des douleurs abdominales, des gaz intestinaux et des problèmes de selles.

■ En cas de maux de ventre prolongés, il convient de consulter un médecin afin qu'il puisse déterminer la cause exacte des troubles.
Le méridien de l'estomac se trouve en relation étroite avec le psychisme. La manipulation des points d'harmonisation est surtout efficace lorsque les problèmes digestifs sont dus à une mauvaise gestion du stress de la vie quotidienne.

Le traitement

▶ Si les maux de ventre ont pour cause des ulcérations ou des inflammations, l'acupression digitale ne pourra apporter qu'un soulagement momentané.
Si, en revanche, ils sont dus à des spasmes des muscles lisses ou à une production incontrôlée des sucs gastriques, l'acupression peut alors conduire à une suppression durable des troubles.

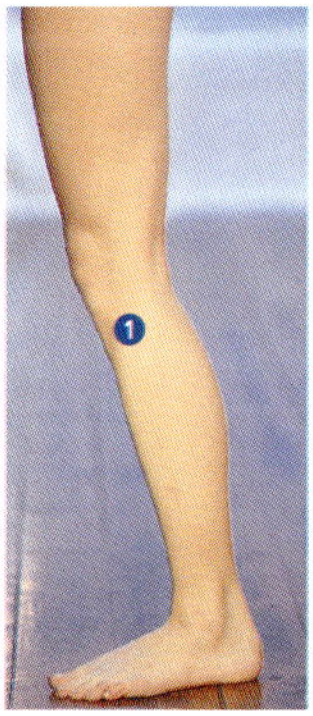

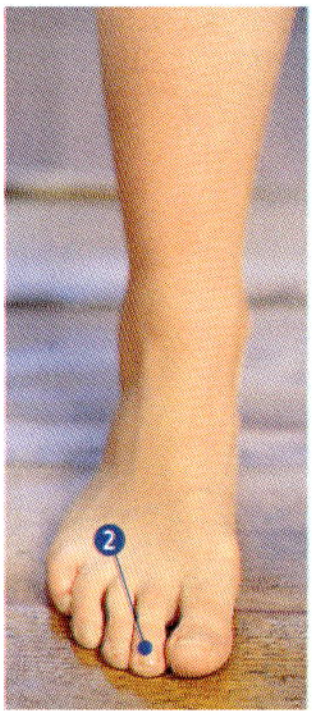

❶ Divisez Source de la colline (formant sur le bord postérieur du tibia un arrondi facilement perceptible au toucher) pendant 5 à 10 minutes en exerçant une pression moyenne.
❷ Exercez une forte pression sur Paiement cruel (point d'harmonisation des fonctions stomacales) pendant 5 à 10 minutes.

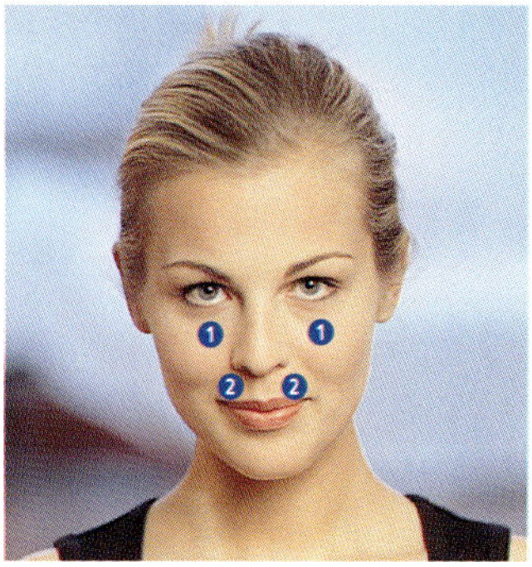

❶ Exercez une légère pression sur Réceptacle de larmes (point d'harmonisation des fonctions stomacales) pendant 5 minutes.
❷ Exercez une pression légère et allant croissant sur Maître des parfums (point des muqueuses « Réceptacle des parfums » situé de part et d'autre des narines) pendant 5 minutes.

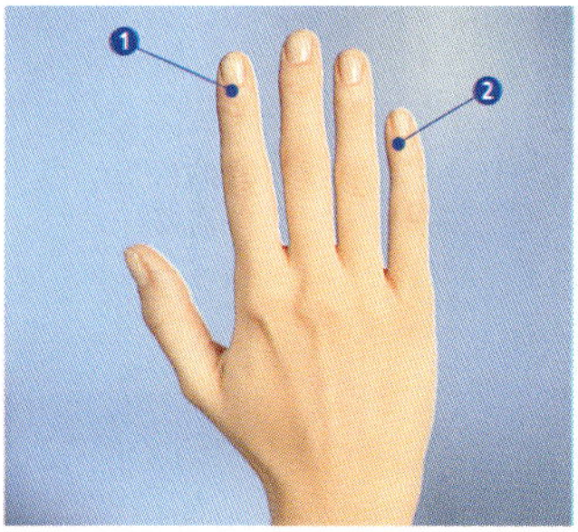

❶ Exercez une pression moyenne sur Acheteur Yang et Étang inférieur (❷) (points d'harmonisation des fonctions intestinales) pendant 5 à 8 minutes.

Vésicule biliaire défaillante

L'expression populaire « se faire de la bile » dit assez combien l'expérience psychique et les réactions physio-organiques peuvent être étroitement liées. Avant que les troubles fonctionnels de la vésicule biliaire se transforment en affection réelle, il est possible, par des mesures préventives, de rétablir le fonctionnement naturel de l'organe. Il convient de faire très attention lorsque des dépôts sont déjà présents dans la vésicule ou dans ses canaux ! L'acupression digitale peut provoquer un déplacement des calculs biliaires. En pareil cas, c'est au médecin qu'il revient de décider du traitement à appliquer.

Le traitement

► En cas de crise douloureuse (colique), qui peut avoir été déclenchée par un repas trop gras, un surmenage ou une contrariété, seule les manœuvres sédatives sont autorisées (avec pression constante).

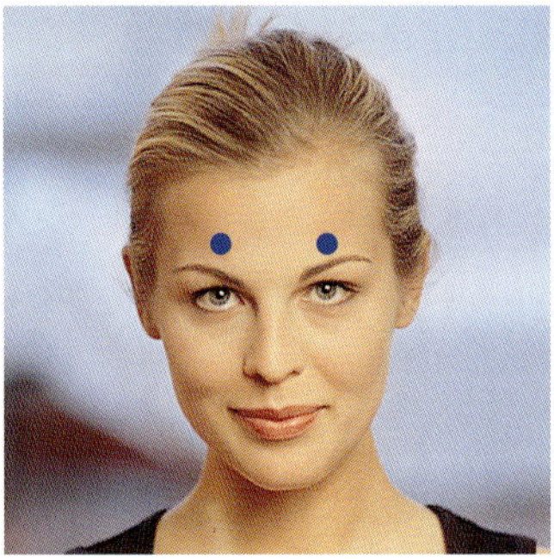

● En cas de crise de type colique, réunissez Yang rayonnant (une largeur de doigt et demi au-dessus du milieu de chacun des sourcils) en exerçant une pression moyenne et constante jusqu'à ce que l'opération agisse, puis plus forte pendant encore 5 minutes. L'effet est souvent plus grand à gauche qu'à droite.

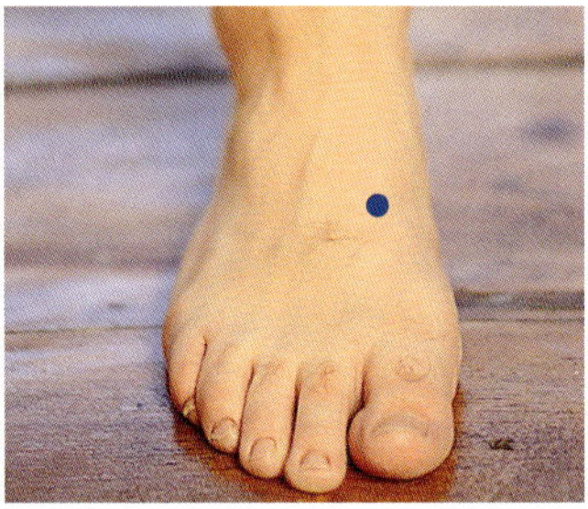

● En cas de crise de type colique, exercez une forte pression sur Attaque suprême pendant 3 à 5 minutes.

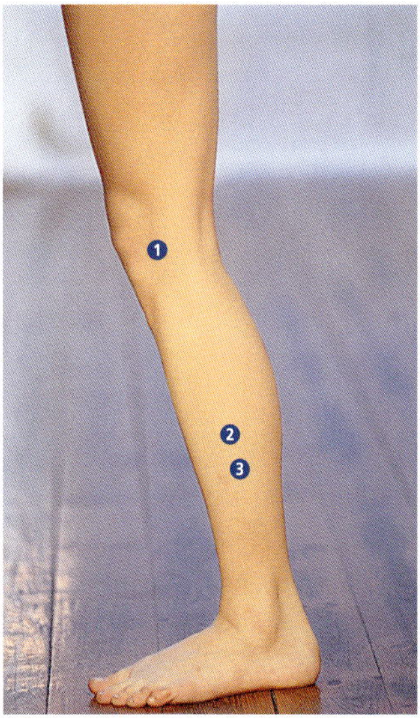

❶ Manipulez Source de la colline Yang (point maître de la bile, juste en avant de la tête du péroné, qui forme une éminence facilement perceptible au toucher) pendant 5 minutes en exerçant une forte pression dirigée vers la malléole.

❷ Réunissez Lumière rayonnante pendant 5 minutes en exerçant une forte pression.

❸ Réunissez Complétude Yang pendant 5 à 10 minutes en exerçant une forte pression.

Vessie perturbée

État psychique et fonctionnement de la vessie sont étroitement liés. Tout le monde connaît la sensation de pression sur la vessie éprouvée dans les moments de forte tension. L'incontinence d'urine est due à un manque de tonus des muscles vésicaux, tandis que la rétention d'urine a pour cause une crispation spasmodique de ces mêmes muscles.

■ Attention : en cas de calculs biliaires supposés ou réellement existant, faites-vous examiner par votre médecin pour qu'il en détermine les causes organiques !

Le traitement

► En fonction du type de troubles à traiter, les manipulations auront pour but de renforcer l'état de tension des muscles vésicaux ou au contraire de détendre les muscles contracturés. L'acupression digitale permet en outre de réduire sensiblement le risque d'évolution d'un refroidissement de la vessie vers une cystite.

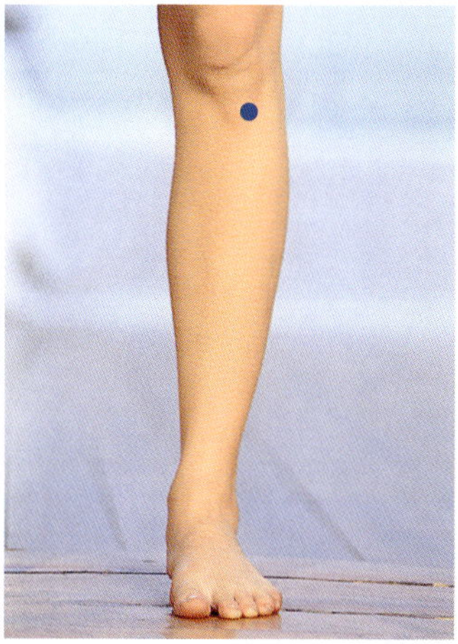

● Exercez une pression moyenne sur Indifférence divine pendant 5 à 8 minutes pour obtenir une harmonisation générale.

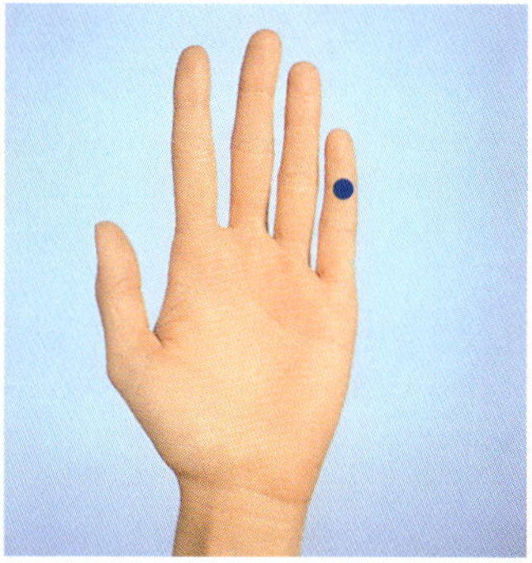

● Exercez une forte pression sur le point spécial situé sur la jointure supérieure de l'auriculaire (premier sillon en partant du haut) pendant 30 secondes.

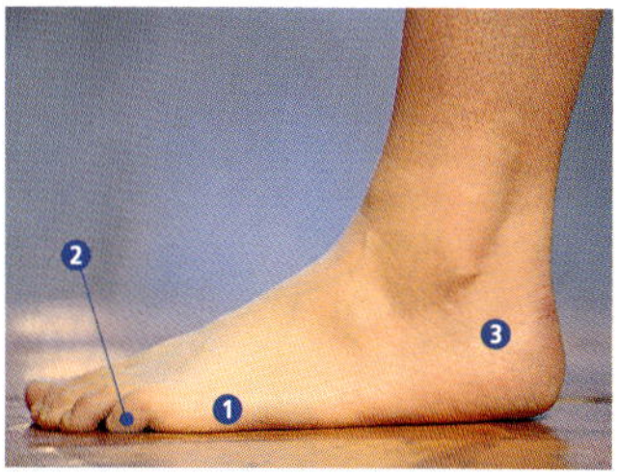

En cas de rétention d'urine

❶ Exercez une forte pression sur Os qui quitte le sol (situé dans la dépression du métatarse, juste avant l'articulation basale du petit orteil) pendant 3 à 5 minutes.

❷ Exercez une pression moyenne sur Accession au Yin pendant 5 minutes.

En cas d'incontinence d'urine

❸ Exercez une pression moyenne sur Secours des esprits du foyer (sur la face latérale extérieure du talon) et sur Accession au Yin (❷) pendant 5 à 10 minutes.

CONSEIL !

En cas d'incontinence d'urine ou de rétention d'urine, manipulez les points mentionnés deux fois par jour, de préférence le matin et le soir.

Index

AVERTISSEMENT

Les vues de l'auteur diffèrent sur un certain nombre de points de celles de la médecine classique, communément admises. Aussi est-ce au lecteur lui-même qu'il revient de décider dans quelle mesure la méthode naturelle décrite dans le présent ouvrage peut constituer pour lui une solution de rechange ou un complément aux traitements de la médecine classique. Si vous voulez compléter un traitement classique par l'acupression digitale, il est indispensable que vous en parliez au préalable avec votre médecin traitant. Veillez en tout état de cause à ce que toutes les conditions nécessaires soient réunies (voir pages 30 à 37).

Les instructions données dans ce manuel ont toutes été testées et l'expérience a montré qu'elles étaient efficaces. Il n'est toutefois pas possible dans un ouvrage comme celui-ci d'aborder tous les cas de figures possibles. Les réactions ne sont pas les mêmes chez tout le monde et le succès du traitement dépend en outre dans une certaine mesure de l'adresse de chacun et du soin apporté aux manipulations. Se soigner soi-même exige un esprit d'initiative très développé que personne d'autre que vous ne peut vous apporter.

Crédits photographiques :
Toutes les photographies sont de Markus Amon à l'exception de :
Christian Dahl : page 78 (en haut à droite) ; Manfred Jahreib : pages 13, 27 ; Mauritius : page 6 (Mallaun) ; Okapia : page 19 (J. Watney) ; Reiner Schmitz : pages 11, 21 ; Tony Stone : page 23 (Nick Verdros) ; Tansendblauwerk : page 14 (Michael Berwanger).

Traduit de l'allemand par Manuel Boghossian.

Dépôt légal : juin 2002 - ISBN 2 7114 1433 7

Imprimé en Belgique par la SNEL S.A. en avril 2002 - 24845

SCHREIBEN SIE UNS!

Egal, was Ihnen Tolles im Urlaub begegnet oder Ihnen auf der Seele brennt, lassen Sie es uns wissen! Ob Lob, Kritik oder Ihr ganz persönlicher Tipp – die MARCO POLO Redaktion freut sich auf Ihre Infos.
Wir setzen alles dran, Ihnen möglichst aktuelle Informationen mit auf die Reise zu geben. Dennoch schleichen sich manchmal Fehler ein – trotz gründlicher Recherche unserer Autoren/innen. Sie haben sicherlich Verständnis, dass der Verlag dafür keine Haftung übernehmen kann.

MARCO POLO Redaktion
MAIRDUMONT
Postfach 31 51
73751 Ostfildern
info@marcopolo.de

IMPRESSUM
Titelbild: Manolates (mauritius images/age)
Fotos: Apostolos Koumaris: Apostolos Koumaris (19 o.); K. Bötig (1 u., 9); © fotolia.com/NiDerLander (18 M.); Getty Images: D. Delimont (92), I. Keribar (10, 25), G. Pachantouris (84/85), M. Sulzer (2), T. Zovoilis (3, 101); Getty Images/Buiten-beeld/ Minden Pictures: M. Smits (22); R. Hackenberg (68, 105); huber-images: J. Huber (44), R. Schmid (Klappe r., 11, 12/13, 20/21, 48, 50, 67, 83); F. Ihlow (Klappe l., 8, 54, 78, 104 o., 104 u., 111); © iStockphoto: Gennady Kudashev (18 o.), Miguel Angelo Silva (18 u.); Laif: D. Schwelle (4 u., 26/27); Laif/hemis: D. Delfino (72); Laif/IML (42/43); Laif/Madame Figaro: Winkelmann (29); Laif/On Location: Hapsis (41); Laif/robertharding: S. Black (4 o., 32/33, 61, 74/75), C. Morucchio (62), N. Upton (37), L. Wilson (102); Look: Jorda (5, 96/97); Lookphotos: H. Dressler (100); Lookphotos/age fotostock (34); Lookphotos/The Travel Library (95); mauritius images: M. Habel (65, 112/113); mauritius images/age (1 o.); mauritius images/Alamy: P. Forsberg (76/77), A. Gkanatsios (19 u.), C. McGowan (31), H. Milas (14/15, 52/53, 57, 80, 88), P. Molz (17, 47, 99), G. Ulgjell (30); mauritius images/Art of Focus/Alamy (103); mauritius images/Cultura: M. Sulzer (38); mauritius images/Foodanddrinkphotos (28 l.); mauritius images/foodcollection (28 r.); mauritius images/ib: Bahnmüller (71); mauritius images/Images & Stories/Alamy (7); mauritius images/Shestock: J. Holden (58); mauritius images/Westend61: JL. Pfeifer (6)

9. Auflage 2017
Komplett überarbeitet und neu gestaltet

Chefredaktion: Marion Zorn
Autor: Klaus Bötig
Redaktion: Petra Klose
Verlagsredaktion: Stephan Dürr, Lucas Forst-Gill, Susanne Heimburger, Nikolai Michaelis, Martin Silbermann, Kristin Wittemann
Bildredaktion: Gabriele Forst, Stefanie Wiese
Im Trend: wunder media, München
Kartografie Reiseatlas: © MAIRDUMONT, Ostfildern
Kartografie Faltkarte: © MAIRDUMONT, Ostfildern
Gestaltung Cover, S. 1, S. 2/3, Faltkartencover: Karl Anders – Büro für Visual Stories, Hamburg; Gestaltung innen: milchhof:atelier, Berlin; Gestaltung Erlebnistouren: Susan Chaaban Dipl.-Des. (FH)
Titel, S. 1, Titel Faltkarte: factor product münchen
Sprachführer: in Zusammenarbeit mit Ernst Klett Sprachen GmbH, Stuttgart, Redaktion PONS Wörterbücher

Printed in Italy

FSC www.fsc.org
MIX
Papier aus verantwortungsvollen Quellen
FSC® C015829

BLOSS NICHT

Ein paar Dinge, die Sie auf Sámos beachten sollten

UNPASSEND GEKLEIDET SEIN

Am Strand und in den Badeorten haben sich die Griechen an viel nackte Haut gewöhnt. In den Dörfern im Landesinneren aber macht man sich durch allzu knappe Bekleidung lächerlich. In Kirchen und Klöstern müssen Knie und Schultern bedeckt sein.

BRANDGEFAHR IGNORIEREN

Die Waldbrandgefahr auf Sámos ist groß. Raucher werden um besondere Vorsicht gebeten. Offene Feuer sind von Mai bis Oktober ganz verboten.

SICH ÜBERS COUVERT BESCHWEREN

In griechischen Restaurants werden auf die Rechnung 0,30–3 Euro pro Person fürs *Couvert* aufgeschlagen. Damit sind die Kosten für Brot, evt. Butter, Serviette und Besteck abgegolten. Darauf zu verzichten ist unmöglich; das Couvert müssen Sie auf jeden Fall bezahlen.

VERKEHRSREGELN MISSACHTEN

Parken im Parkverbot ist teuer – es kostet 60 Euro. Für Moped- und Motorradfahrer besteht Helmpflicht. Wer ohne erwischt wird, zahlt 300 Euro Bußgeld.

SICH VOM FISCHPREIS ÜBERRASCHEN LASSEN

Frischer Fisch ist in Griechenland unverschämt teuer. Die Griechen stören sich nicht daran und essen ihn gern in Tavernen. Fisch wird meist nach Gewicht verkauft. Lassen Sie sich den Kilopreis nennen und bleiben Sie beim Auswiegen dabei, um Überraschungen zu vermeiden.

WASSER VERSCHMÄHEN

In manchen Lokalen erhält der Gast zum Kaffee nach alter Tradition kostenlos ein Glas mit eisgekühltem Leitungswasser. Lassen Sie es nicht unberührt stehen, denn sonst wird dieser Service eines nahen Tages nur noch Griechen geboten – wie es vielerorts schon üblich ist.

NACH KONKURRENTEN FRAGEN

Griechen sind ziemlich ehrlich. Aber fragen Sie nie in einer Taverne nach einer anderen – man wird Ihnen erzählen, es gebe sie nicht, der Wirt sei gestorben oder die Polizei habe sie geschlossen. Richtig verärgert zeigen sich Wirte auch häufig, wenn man schon mehrmals bei ihnen gegessen hat und dann plötzlich zum direkten Nachbarn wechselt. Sie empfinden das als Kritik und grüßen den Gast nicht einmal mehr, zu dem sie zuvor so freundlich waren.

ZINSEN KASSIEREN WOLLEN

Seit 2010 scherzen Deutsche gegenüber Samioten gern, sie seien gekommen, um die Zinsen für die deutschen Finanzhilfen an Griechenland einzukassieren. Schneller können sich Urlauber nicht unbeliebt machen.